循環器診療　ザ・ベーシック

急性冠症候群

Acute coronary syndrome

知識を習得し，実践で活かす最強のメソッド

九州大学大学院医学研究院循環器内科学教授
編集主幹　筒井裕之

北里大学医学部循環器内科学教授
編集　阿古潤哉

MEDICAL VIEW

本書では，厳密な指示・副作用・投薬スケジュール等について記載されていますが，これらは変更される可能性があります。本書で言及されている薬品については，製品に添付されている製造者による情報を十分にご参照ください。

The Basics of Cardiac Practice, Acute coronary syndrome
（ISBN978-4-7583-1441-1 C3347）

Chief Editor : Hiroyuki Tsutsui
Editor : Junya Ako

2018. 10. 1 1st ed.

©MEDICAL VIEW, 2018
Printed and Bound in Japan

Medical View Co., Ltd.
2-30 Ichigayahonmuracho, Shinjuku-ku, Tokyo, 162-0845, Japan
E-mail ed@medicalview.co.jp

刊行にあたって

　循環器疾患には多様な疾患が含まれますが，主要なものとしては虚血性心疾患，不整脈，心不全，弁膜症，先天性心疾患，肺高血圧症などがあります。このような循環器疾患の診療において，病歴や身体所見，さらに心電図や胸部X線が必須であることはいうまでもありませんが，心エコー，CT，MRIなど心血管イメージングの進歩は目覚しく，これらマルチモダリティを組み合わせて効率よく診断し，治療を進めることが求められています。

　このような背景をふまえ，「循環器診療ザ・ベーシックシリーズ」を企画いたしました。主要な循環器疾患を網羅し，基礎知識とそれを使いこなすための実臨床での考え方やテクニックを学びとる実践的なシリーズです。疾患や検査の知識は有しているが，いざ実臨床の場面ではその知識をどのように使いこなせばいいのかわからない。そんな場面を想定して，各項目を「基礎知識　Knowledge」と「実践Practice」にわけています。「基礎知識」ではイラストや画像を用い疾患や検査をわかりやすく解説しています。「実践」では「基礎知識」で身につけた知識を使って目の前にいる患者さんのどこに注目して診たらいいのか，治療方針はどう考えたらいいのか等を解説しています。さらに，「基礎知識」の内容を「実践」の症例とリンクできるようにし，さらに「実践」の症例に遭遇したときに必要な「基礎知識」がすぐに見つけられるよう，構成を工夫しています。

　また，画像診断には心血管系の解剖に関する知識が欠かせませんが，「解剖がわかる」では医師が苦手になりやすい心臓解剖の知識を織り交ぜ，診断に必要な解剖が理解できるようにしています。さらに，「200字でまとめるKey Sentence」，「Check Point」，「上達へのコツ」で押さえておくべきポイントを箇条書きで端的に解説しています。

　本シリーズが，循環器専門医の先生方はもちろん，循環器専門医を目指す若手医師の循環器診療におけるベーシックテキストとして広く活用いただければ幸いです。

2017年8月

九州大学大学院医学研究院循環器内科学教授

筒井裕之

序　文

　急性冠症候群(acute coronary syndrome：ACS)は，患者数も多く，しかも生命予後に大きく関わるという点から臨床的に重要な疾患の1つである。20世紀半ばから始まった冠動脈疾患集中治療室(CCU)の導入や急性期再灌流療法の確立により急性期の予後は改善したとはいえ，現在でも高い死亡率を伴う疾患であることには変わりがない。心電図を含む検査所見に明らかな異常が認められないこともあるため，ときには病歴のみから診断しなければならないこともあるなど，臨床医にとっては厄介な病態の1つである。

　それまでの急性心筋梗塞症，不安定狭心症といった症状からの分類から離れ，Valentin Fusterが提唱したACSの概念は，しかしここ数年の医学の進歩に伴い新たな進展をみせている。病理学的な診断でしかなかったplaque erosionやcalcified noduleなどは，光断層干渉法(optical coherence tomography：OCT)などの血管内イメージングの進歩により，臨床的にもその場での診断が可能となってきた。これら病理の異なるACSに対しては，異なったアプローチや治療法が可能であるかもしれない可能性が示唆されている。特に，plaque erosionに対するアプローチは，今後のACS診療の流れを大きく変えるかもしれない力をもっていると考える。冠動脈解離やspasmなどでもACSは生じうる。新たなメカニズムが解明されるにつれ，また，上記と同様，血管内イメージングなどの発達に伴い治療法にも変化がみられてきている。

　ACSは治療に関してもコントロバーシがある。ステント血栓症はどのように予防すればよいのか，また治療すればよいのか。多枝疾患患者の治療はculprit lesionのみとするのか，あるいはその他の枝も治療したほうがよいのか。Slow flow/no-reflowをいかに予防し，いかに治療するのか。日常臨床で遭遇するこれらの疑問も，多くの臨床試験が次々に出されて知識の整理が必要とされる部分であろう。

　本書では，ACSの発症機序からその治療法に至るまでをさまざまな側面からエキスパートの執筆者に解説いただいた。現在はACSとしてひとまとめにされているが，その一言には入りきらないくらいの病態があり，また問題点があることがおわかりになっていただけると思う。本書が読者のACSに対する考え方を少しでも深めて，しかも移り変わりつつあるACSの概念をご理解いただくことができるようであれば望外の幸せである。

2018年8月

北里大学医学部循環器内科学教授

阿古潤哉

循環器診療　ザ・ベーシック
急性冠症候群
━CONTENTS━

Plaque rupture （坂倉建一）

基礎知識 Knowledge 2

診断 2
　💡 解剖がわかる 3
　✏ 200字でまとめるKey Sentence 4
　‼ Check Point●plaque ruptureの検査法 6
治療 7
　🖐 上達へのコツ 8

実　践 Practice 10

Case 1（60歳代，女性）................................ 10
　診断 10
　　💡 解剖がわかる 10
　　🖐 上達へのコツ 10
　　‼ Check Point 12
　　✏ 200字でまとめるKey Sentence●plaque ruptureの際のIVUSのポイント
　　.. 12
　治療 13
Case 2（60歳代，男性）................................ 14
　診断 14
　治療 16
Case 3（50歳代，男性）................................ 17
　診断 17
　治療 19

Calcified nodule, plaque erosion （樋熊拓未）

基礎知識 Knowledge 20

診断 20
　💡 解剖がわかる 24
　✏ 200字でまとめるKey Sentence●calcified noduleとnodular calcification
　.. 24
　‼ Check Point 1●ポイントとなる検査（OCTによるACSの冠動脈プラーク分類）
　.. 25
　🖐 上達へのコツ 25

v

治療 25

予後 26

‼ Check Point 2 ● ポイントとなる治療（OCTによるACSの冠動脈プラーク分類）
.... 26

実　践　Practice　　　28

Case 1 （60歳代，男性）... 28

診断 28

☝ 上達へのコツ 1 30

治療 30

💊 なぜその薬剤を処方したのか？ 30

予後 30

Case 2 （20歳代，男性）... 31

診断 31

☝ 上達へのコツ 2 31

治療 33

☝ 上達へのコツ 3 33

予後 33

Case 3 （80歳代，男性）... 33

診断 33

☝ 上達へのコツ 4 34

治療 35

予後 35

ステント血栓症（Stent thrombosis）　　　（下浜孝郎）

基礎知識　Knowledge　　　36

定義 36

発生頻度 36

発生機序 38

ガイドライン 38

‼ Check Point ● DAPTの推奨期間（2017年ESCガイドライン） 39

☝ 上達へのコツ 1 39

☝ 上達へのコツ 2 40

冠動脈疾患合併症例の非心臓手術 40

✐ 200字でまとめるKey Sentence ● 北里大学病院における周術期抗血小板療法
.... 40

実　践 Practice　42

Case 1（50歳代，男性）·· 42
　診断 ··· 42
　治療 ··· 42
　　‼ なぜそのステントを留置したのか？ 1 ···································· 45
　予後 ··· 45
Case 2（70歳代，男性）·· 46
　診断 ··· 46
　治療 ··· 46
　　‼ Check Point ··· 46
　予後 ··· 48
Case 3（60歳代，男性）·· 49
　診断 ··· 49
　治療 ··· 49
　　‼ なぜそのステントを留置したのか？ 2 ···································· 49
　予後 ··· 51
　　✏ 200字でまとめるKey Sentence ·· 51

特発性冠動脈解離
（中村日出彦，工藤顕仁，山田康太，西山直希，石川哲也，田口　功）

基礎知識 Knowledge　52

　診断 ··· 52
　治療 ··· 55
　　‼ Check Point ··· 58
　予後 ··· 59

実　践 Practice　62

Case 1（50歳代，女性）·· 62
　診断 ··· 62
　治療 ··· 62
　予後 ··· 63
　　☝ 上達へのコツ 1 ··· 64
Case 2（10歳代前半，女性）·· 64
　診断 ··· 64
　治療 ··· 64
　予後 ··· 64
　　☝ 上達へのコツ 2 ··· 65

Case 3（50歳代，女性）·· 66

　診断 ·· 66

　治療 ·· 66

　予後 ·· 68

　　🖐 上達へのコツ 3 ··· 68

　総括 ·· 68

冠攣縮（Spasm）　　　　　（石井正将，坂本憲治，海北幸一，辻田賢一）

基礎知識 Knowledge　　　　　　　　　　　　　　　　　　　　70

　診断 ·· 70

　　🖐 上達へのコツ 1 ··· 74

　治療 ·· 75

　　‼ Check Point ··· 76

　予後 ·· 77

　　🖐 上達へのコツ 2 ··· 77

実　践 Practice　　　　　　　　　　　　　　　　　　　　　　80

Case 1（50歳代，男性）·· 80

　診断 ·· 80

　治療 ·· 84

　予後 ·· 84

Case 2（60歳代，男性）·· 84

　診断 ·· 84

　治療 ·· 86

　予後 ·· 87

Case 3（50歳代，男性）·· 88

　診断 ·· 88

　治療 ·· 91

　予後 ·· 91

　　✏ 200字でまとめるKey Sentence ····································· 91

多枝疾患ST上昇型心筋梗塞患者の治療 （中川義久）

基礎知識 Knowledge 92

STEMI治療におけるprimary PCI 92

多枝疾患患者へのPCI戦略 93

海外における治療成績 94

日本人における治療成績 95

心原性ショック症例への対応 97

治療戦略による得失の比較 97

!! Check Point ● ポイントとなる検査：FFR 98

上達へのコツ 99

実 践 Practice 100

Case 1（50歳代，男性） 100

診断 100

治療 101

予後・考察 103

Case 2（70歳代，女性） 104

診断 104

治療 104

予後・考察 106

Case 3（80歳代後半，女性） 107

診断 107

治療 108

予後・考察 109

なぜその薬剤を処方したのか？ 109

上達へのコツ 109

心電図診断 （小菅雅美）

基礎知識 Knowledge 110

心電図診断の注意点・ポイント 110

!! Check Point 1 111

ACSの心電図所見による分類 111

異常ST上昇の診断 111

!! Check Point 2 ● 虚血性心電図変化 113

上達へのコツ 114

200字でまとめるKey Sentence ● 高リスク例の心電図所見 122

実　践 Practice　124

Case 1（80歳代，男性）‥‥‥‥‥‥‥‥‥‥‥‥‥‥‥‥‥‥‥124
　入院後の診断・経過 ‥‥‥‥‥‥‥‥‥‥‥‥‥‥‥‥‥124
　　✒ 200字でまとめるKey Sentence 1 ‥‥‥‥‥‥‥‥127
Case 2（70歳代，女性）‥‥‥‥‥‥‥‥‥‥‥‥‥‥‥‥‥‥‥128
　診断・治療 ‥‥‥‥‥‥‥‥‥‥‥‥‥‥‥‥‥‥‥‥‥‥128
　　☝ 上達へのコツ 1 ‥‥‥‥‥‥‥‥‥‥‥‥‥‥‥‥‥128
　　☝ 上達へのコツ 2 ‥‥‥‥‥‥‥‥‥‥‥‥‥‥‥‥‥128
　　✒ 200字でまとめるKey Sentence 2 ‥‥‥‥‥‥‥‥129
Case 3（60歳代，男性）‥‥‥‥‥‥‥‥‥‥‥‥‥‥‥‥‥‥‥131
　診断・治療 ‥‥‥‥‥‥‥‥‥‥‥‥‥‥‥‥‥‥‥‥‥‥131
　　☝ 上達へのコツ 3 ‥‥‥‥‥‥‥‥‥‥‥‥‥‥‥‥‥131
　　✒ 200字でまとめるKey Sentence 3 ‥‥‥‥‥‥‥‥131

ST上昇型心筋梗塞　　　　　　　　　　　　　　　　（南　尚賢）

基礎知識 Knowledge　134

　診断 ‥‥‥‥‥‥‥‥‥‥‥‥‥‥‥‥‥‥‥‥‥‥‥‥‥134
　　💡 解剖がわかる ‥‥‥‥‥‥‥‥‥‥‥‥‥‥‥‥‥134
　　☝ 上達へのコツ 1 ‥‥‥‥‥‥‥‥‥‥‥‥‥‥‥‥‥136
　治療 ‥‥‥‥‥‥‥‥‥‥‥‥‥‥‥‥‥‥‥‥‥‥‥‥‥137
　機械的合併症 ‥‥‥‥‥‥‥‥‥‥‥‥‥‥‥‥‥‥‥‥139
　　☝ 上達へのコツ 2 ‥‥‥‥‥‥‥‥‥‥‥‥‥‥‥‥‥140

実　践 Practice　142

Case 1（60歳代，男性）‥‥‥‥‥‥‥‥‥‥‥‥‥‥‥‥‥‥‥142
　診断 ‥‥‥‥‥‥‥‥‥‥‥‥‥‥‥‥‥‥‥‥‥‥‥‥‥142
　　☝ 上達へのコツ 1 ‥‥‥‥‥‥‥‥‥‥‥‥‥‥‥‥‥142
　　☝ 上達へのコツ 2 ‥‥‥‥‥‥‥‥‥‥‥‥‥‥‥‥‥143
　治療 ‥‥‥‥‥‥‥‥‥‥‥‥‥‥‥‥‥‥‥‥‥‥‥‥‥143
　　☝ 上達へのコツ 3 ‥‥‥‥‥‥‥‥‥‥‥‥‥‥‥‥‥145
　　‼ Check Point 1 ‥‥‥‥‥‥‥‥‥‥‥‥‥‥‥‥‥‥145
　予後 ‥‥‥‥‥‥‥‥‥‥‥‥‥‥‥‥‥‥‥‥‥‥‥‥‥145
Case 2（70歳代，男性）‥‥‥‥‥‥‥‥‥‥‥‥‥‥‥‥‥‥‥146
　診断 ‥‥‥‥‥‥‥‥‥‥‥‥‥‥‥‥‥‥‥‥‥‥‥‥‥146
　　‼ Check Point 2 ‥‥‥‥‥‥‥‥‥‥‥‥‥‥‥‥‥‥146
　　☝ 上達へのコツ 4 ‥‥‥‥‥‥‥‥‥‥‥‥‥‥‥‥‥149
　治療 ‥‥‥‥‥‥‥‥‥‥‥‥‥‥‥‥‥‥‥‥‥‥‥‥‥149
　予後 ‥‥‥‥‥‥‥‥‥‥‥‥‥‥‥‥‥‥‥‥‥‥‥‥‥149

Case 3（70歳代，男性）· 150

　診断 · 150

　　‼ Check Point 3 · 152

　　☝ 上達へのコツ 5 · 153

　治療 · 153

　予後 · 153

非ST上昇型心筋梗塞 （齋藤佑一，小林欣夫）

基礎知識 Knowledge　　　　　　　　　　　　　　　　154

　診断 · 154

　　☝ 上達へのコツ · 156

　　💡 解剖がわかる · 156

　　‼ Check Point · 158

　治療 · 158

　予後 · 160

実　践 Practice　　　　　　　　　　　　　　　　162

Case 1（70歳代，男性）· 162

　診断 · 162

　　‼ Check Point · 163

　治療 · 164

　　💊 なぜその薬剤を処方したのか？ 1 · · · · · · · · · · · · · · · · 165

　　💊 なぜその薬剤を処方したのか？ 2 · · · · · · · · · · · · · · · · 165

　　☝ 上達へのコツ 1 · 165

　予後 · 165

Case 2（80歳代，女性）· 166

　診断 · 166

　　☝ 上達へのコツ 2 · 168

　治療 · 168

　　☝ 上達へのコツ 3 · 168

　　💊 なぜその薬剤を処方したのか？ 3 · · · · · · · · · · · · · · · · 168

　予後 · 169

Case 3（50歳代，男性）· 170

　診断 · 170

　治療 · 170

　　💊 なぜその薬剤を処方したのか？ 4 · · · · · · · · · · · · · · · · 172

　　☝ 上達へのコツ 4 · 172

　予後 · 172

xi

Slow flow/no-reflow

（山本裕貞，上妻　謙）

基礎知識 Knowledge 　　　　174

機序 · 174

診断 · 175

治療 · 176

‼ Check Point 1 · 176

‼ Check Point 2 · 178

実　践 Practice 　　　　180

Case 1（70歳代，男性）· 180

診断 · 180

治療 · 180

上達へのコツ 1 · 183

Case 2（60歳代，男性）· 184

診断 · 184

治療 · 184

上達へのコツ 2 · 184

本書の使い方

特　徴

① 知識を実臨床でどう使いこなせばいいのかが，一目でわかる構成．知識はあるけれど，実際にどのように活用するのかわからない，そんなときに役立ちます．
② 「基礎知識 Knowledge」と「実践 Practice」にわけて解説．それぞれに Link➡ を付け，知識がどのような場面で役立つのかを第1線で活躍する執筆者が実体験をもとに解説しています．
③ 「心臓解剖」の知識を盛り込み，目でみて理解できる紙面構成としています．

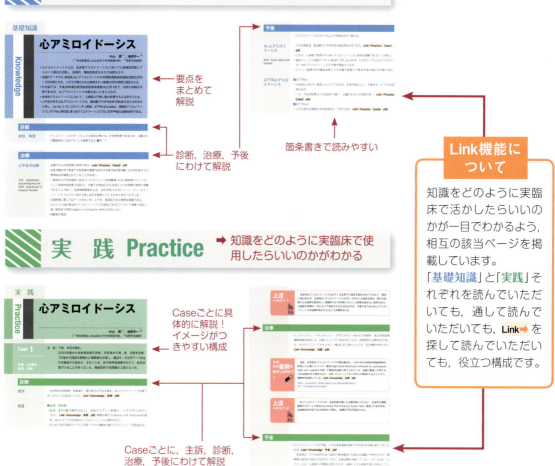

囲み記事紹介

解剖がわかる
循環器内科医が苦手とする解剖学の知識について，本シリーズを読むことで理解してもらえるよう，豊富なイラストを交えて解説．

200字でまとめる Key Sentence
各項目で特に重要な単語を200字程度で解説．

Check Point !!
各項目で特に押さえておくべきポイントを箇条書きで端的に解説．
各項目で押さえておくべき事項が，理解できる．

上達へのコツ
患者を診る際のコツや，各種検査，手技を行う際にステップアップするためのコツを解説．

なぜその薬剤を処方したのか？
症例ごとに，薬剤の処方例と，なぜ，その薬剤を処方したのかの理由を端的に解説．

略語一覧

A	ACC	American College of Cardiology	アメリカ心臓病学会
	ACE	angiotensin converting enzyme	アンジオテンシン変換酵素
	ACS	acute coronary syndrome	急性冠症候群
	ADL	activities of daily livings	日常生活動作
	AED	automated external defibrillator	自動体外式除細動器
	AHA	American Heart Association	アメリカ心臓協会
	ALDH2	aldehyde dehydrogenase 2	アセトアルデヒド脱水素酵素
	ALT	alanine aminotransferase	アラニンアミノトランスフェラーゼ
	AR	aortic regurgitation	大動脈弁逆流
	ARC	academic research consortium	学術研究コンソーシアム
	A-SCAD	atherosclerotic spontaneous coronary artery dissection	
	AST	aspartate aminotransferase	アスパラギン酸アミノトランスフェラーゼ
	ATP	adenosine triphosphate	アデノシン三リン酸
B	BE	base excess	塩基余剰
	BG	blood glucose	血糖
	BMS	bare metal stent	金属ステント，ベアメタルステント
	BNP	brain natriuretic peptide	脳性ナトリウム利尿ペプチド
	BUN	blood urea nitrogen	尿素窒素
C	CABG	coronary artery bypass graft	冠動脈バイパス術
	CCU	coronary care unit	冠動脈疾患集中治療室
	CK	creatine kinase	クレアチンキナーゼ
	CK-MB	creatine kinase-MB	クレアチンキナーゼMB分画
	CPA	cardiopulmonary arrest	心肺機能停止
	CPR	cardiopulmonary resuscitation	心肺蘇生法
	Cr	creatinine	クレアチニン

C	**CRP**	C-reactive protein	C反応性蛋白
	CTA	computed tomographic angiography	コンピュータ断層血管造影
	CTO	chronic total occlusion	慢性完全閉塞
D	**DAPT**	dual antiplatelet therapy	抗血小板薬2剤併用療法
	DC	direct current	直流除細動器
	DES	drug-eluting stent	薬剤溶出性ステント
E・F・G	**EF**	ejection fraction	駆出率
	eGFR	estimate glomerular filtration rate	推算糸球体濾過量
	eNOS	endothelial nitric oxide synthase	内皮型一酸化窒素合成酵素
	ESC	European Society of Cardiology	ヨーロッパ心臓病学会
	FFR	fractional flow reserve	血流予備量比
	FMC	first medical contact	最初に接触する医療従事者
	FMD	fibromuscular dysplasia	線維筋性形成異常
	FMD	flow mediated dilation	血流介在血管拡張反応
	GRACE	global registry of acute coronary events	
H	**H-FABP**	heart-type fatty acid-binding protein	心臓型脂肪酸結合蛋白
	Hb	hemoglobin	ヘモグロビン
	HbA1c	hemoglobin A1c	ヘモグロビンA1c
	HCO$_3^-$	hydrogen carbonate	重炭酸イオン
	HDL-C	high density lipoprotein cholesterol	高比重リポ蛋白コレステロール
	HR	heart rate	心拍数
	hs-TnT	high sensitivity cardiac troponin T	高感度トロポニンT
I	**IABP**	intra aortic balloon pump	大動脈内バルーンポンプ
	ICD	implantable cardioverter defbrillator	植込み型除細動器
	IVUS	intravascular ultrasound	血管内エコー法, 血管内超音波
L	**LAD**	left anterior descending artery	左前下行枝

L	**LADs**	left atrial dimensions	左房径
	LAO	left anterior oblique	左前斜位
	LCX	left circumflex artery	左回旋枝
	LDH	lactic dehydrogenase	乳酸脱水素酵素
	LDL-C	low density lipoprotein cholesterol	低比重リポ蛋白コレステロール
	LMT	left main trunk	左主幹部
	LVDd	left ventricular end-diastolic diameter	左室拡張末期径
M・N・O	**MINOCA**	myocardial infarction with non-obstructive coronary arteries	
	MR	mitral regurgitation	僧帽弁逆流
	NA-SCAD	nonatherosclerotic spontaneous coronary artery dissection	
	NO	nitric oxide	一酸化窒素
	NSTE-ACS	non-ST-segment elevation acute coronary syndrome	非ST上昇型急性冠症候群
	NSTEMI	non-ST-segment elevation myocardial infarction	非ST上昇型心筋梗塞
	NYHA	New York Heart Association	ニューヨーク心臓協会
	OCT	optical coherence tomography	光干渉断層法
P	**PaO$_2$**	partial pressure of arterial oxygen	動脈血酸素分圧
	PCI	percutaneous coronary intervention	経皮的冠動脈インターベンション
	pCO$_2$	partial pressure of carbon dioxide	二酸化炭素分圧
	PCPS	percutaneous cardiopulmonary support	経皮的心肺補助装置
	PCSK9	proprotein convertase subtilisin/kexin type 9	ヒトプロ蛋白質転換酵素サブチリシン/ケキシン9型
	PEA	pulseless electrical activity	無脈性電気活動
	PES	paclitaxel-eluting stent	パクリタキセル溶出性ステント
	pH	potential of hydrogen	水素イオン指数
	pO$_2$	partial pressure of oxygen	酸素分圧
	PR	pulmonary regurgitation	肺動脈弁逆流
	PSS	peri-stent contrast staining	ステント外への造影剤染み出し所見

R	**RAO**	right anterior oblique	右前斜位
	RAS	reninangiotensin system	レニン・アンジオテンシン系
	RCA	right coronary artery	右冠動脈
	RCT	randomized controlled trial	無作為化比較試験
	ROSC	return of spontaneous circulation	自己心拍再開
S	**SaO$_2$**	arterial oxygen saturation	動脈血酸素飽和度
	SAT	subacute stent thrombosis	亜急性ステント血栓症
	SCAD	spontaneous coronary artery dissection	特発性冠動脈解離
	SCAI	The Society for Cardiovascular Angiography and Interventions	心臓血管造影検査インターベンション学会
	SES	sirolimus-eluting stent	シロリムス溶出性ステント
	SpO$_2$	percutaneous oxygen saturation	酸素飽和度
	STEMI	ST-segment elevation myocardial infarction	ST上昇型心筋梗塞
T	**TCFA**	thin-cap fibroatheroma	薄い線維性被膜(プラーク)
	TG	triglyceride	中性脂肪
	TIMI	thrombolysis in myocardial infarction	
	TR	tricuspid regurgitation	三尖弁逆流
V	**VEGF**	vascular endothelial growth factor	血管内皮増殖因子
	VLST	very late stent thrombosis	超遅発性ステント血栓症

執筆者一覧

■編集主幹

筒井裕之　　　九州大学大学院医学研究院循環器内科学教授

■編　集

阿古潤哉　　　北里大学医学部循環器内科学教授

■執筆者（掲載順）

坂倉建一　　　自治医科大学附属さいたま医療センター循環器内科准教授

樋熊拓未　　　聖マリアンナ医科大学循環器内科准教授

下浜孝郎　　　北里大学医学部循環器内科学講師

中村日出彦　　獨協医科大学埼玉医療センター循環器内科

工藤顕仁　　　獨協医科大学埼玉医療センター循環器内科

山田康太　　　獨協医科大学埼玉医療センター循環器内科

西山直希　　　獨協医科大学埼玉医療センター循環器内科

石川哲也　　　獨協医科大学埼玉医療センター循環器内科准教授

田口　功　　　獨協医科大学埼玉医療センター循環器内科主任教授

石井正将　　　熊本大学大学院生命科学研究部循環器内科学

坂本憲治　　　熊本大学大学院生命科学研究部循環器内科学講師

海北幸一　　　熊本大学大学院生命科学研究部循環器内科学准教授

辻田賢一　　　熊本大学大学院生命科学研究部循環器内科学教授

中川義久　　　天理よろづ相談所病院循環器内科部長

小菅雅美　　　横浜市立大学附属市民総合医療センター心臓血管センター内科客員教授

南　尚賢　　　北里大学医学部循環器内科学診療講師

齋藤佑一　　　千葉大学大学院医学研究院循環器内科学

小林欣夫　　　千葉大学大学院医学研究院循環器内科学教授

山本裕貞　　　帝京大学医学部内科系臨床医学循環器内科学

上妻　謙　　　帝京大学医学部内科系臨床医学循環器内科学教授

循環器診療　ザ・ベーシック

急性冠症候群

基礎知識

Knowledge

Plaque rupture

坂倉建一(自治医科大学附属さいたま医療センター循環器内科)

- plaque ruptureは壊死性コア(necrotic core)を覆う線維性被膜(fibrous cap)がマクロファージとリンパ球の浸潤によって破れ,そこに血栓が付着する現象である。
- plaque ruptureは急性冠症候群(ACS)の約70%程度,急性冠動脈死(sudden coronary death)の60%程度を占めると考えられている。
- plaque ruptureの前駆病変は薄い線維性被膜(TCFA)といわれている。TCFAに対する介入がACSを未然に予防できる可能性があるため,TCFAに対する画像診断の試みは研究されているが,既存のデバイスでの診断精度は十分ではない。

ACS：acute coronary syndrome
TCFA：thin-cap fibroatheroma

診断

病理学的メカニズム

- 冠動脈におけるplaque ruptureとは,necrotic coreを覆うfibrous capがマクロファージとリンパ球の浸潤によって破れ,その部分に血栓が付着する現象と定義される[1]。
- plaque ruptureは冠動脈粥状硬化の最終局面であり,ここに至るまでにはいくつかの段階を経る。大きく分けると,正常の冠動脈内皮→pathologic intimal thickening→fibrous cap atheroma→TCFA→plaque ruptureという経過をたどる(**図1**)。
- pathologic intimal thickeningはintermediate lesionとも記され,まだ真の壊死(necrosis)は血管内皮内で生じていない。しかし,内皮の肥厚および脂質プール(lipid pool)がみられ,病的な動脈硬化の始まりと考えられている。
- fibrous cap atheroma(fibroatheroma)は内皮内にnecrosis,すなわちnecrotic coreをもつことを特徴とする。この段階は動脈硬化としてもかなり進展しているのであるが,まだnecrotic coreを覆うfibrous capは厚みをもっており,plaque ruptureにすぐにつながる状況ではない。
- 動脈硬化が進展すると,マクロファージやリンパ球がfibrous capに浸潤し,徐々にこのfibrous capの厚みが減少してくる。そして,このfibrous capの厚みが65μmを下回ると,TCFAという段階になる[2]。
- **TCFAはplaque ruptureの前段階である。すでに大きなnecrotic coreと薄いfiburous capの状態であるため,なんらかの刺激が加わるとplaque ruptureとなると考えられているが,そのメカニズムは判明していない。**
- 薄いfibrous capが破れて,もともとあったnecrotic core,マクロファージ,リンパ球などが循環する血液と接触することで血栓形成が生じ,plaque ruptureが生じると考えられている。

図1 正常冠動脈からplaque ruptureまでの段階的動脈硬化進展

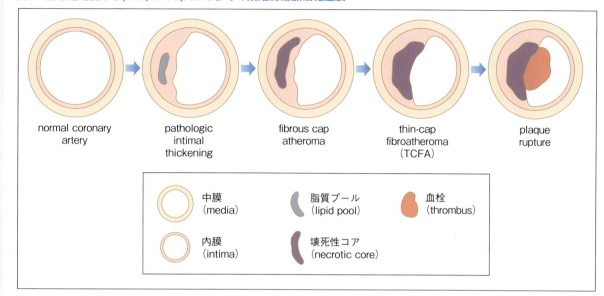

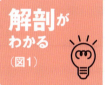 **解剖がわかる（図1）**

normal coronary artery→pathologic intimal thickening→fibrous cap atheroma→thin-cap fibroatheroma（TCFA）→plaque ruptureと動脈硬化は段階的に進展するが，鍵になるのはpathologic intimal thickeningである。pathologic intimal thickeningが始まると，その部分の動脈硬化は不可逆性に進展すると考えられている。

症状

■無症候性のplaque rupture

- **plaque ruptureはACSの原因として最多のものだが**[1]，**無症候性のplaque ruptureも実際には非常に頻繁に生じている。**
- なぜ無症候性になるかというと，plaque ruptureが生じても，血栓が小さいなどの理由で冠動脈の完全閉塞に至らないことがあり，その場合は患者には自覚症状を生じない。つまり，急性心筋梗塞や不安定狭心症の原因のみならず，労作性狭心症すら生じないということが起こりうる。
- 「起こりうる」と述べたが，実際には無症候性のplaque ruptureのほうが有症候性のplaque ruptureよりも多い可能性がある。
- Burkeらは，冠動脈狭窄進展の重要なメカニズムとして，healed plaque ruptureを報告している[3]。すなわち，冠動脈狭窄は「小さなplaque rupture→治癒」の繰り返しで進展していくということであり，冠動脈狭窄が80％以上であれば平均して4回のhealed plaque ruptureがあったと報告している[3]。
- 高度冠動脈狭窄の代表的な病態として，冠動脈慢性完全閉塞（CTO）がある。
- CTOの症例を臨床でみていると，過去に心筋梗塞の既往があり，心機能の低下した症例がある反面，過去の病歴では心筋梗塞はなく，左室収縮もまったく正常という症例をしばしば経験する。

CTO：chronic total occlusion

- 狭心症しか生じないCTOにおいても，病理像を観察するとほとんどの症例で過去のplaque ruptureの像を観察することができ(**図2**)[4]，healed plaque ruptureによってCTOが進展していくということが示唆される。
- 「症状を生じるplaque rupture」と「症状を生じないplaque rupture」についての図を示す(**図3**)。

> **200字でまとめる Key Sentence (図3)**
>
> 「症状を生じないplaque rupture」は一般臨床をしていると遭遇することは稀である。なぜなら，症状がなければ侵襲的検査などを行わないからである。一方で，病理ではこの「症状を生じないplaque rupture」の痕跡を頻繁に目にする。一般に我々が，冠動脈造影でみている90％狭窄は，ほとんどの場合において病理上のplaque ruptureの痕跡をみつけることができる。

図2 CTOの病理例
CTO-4において明確なplaque rupture像を認める。その前後(CTO-3とCTO-5)では器質化血栓の像を認める。

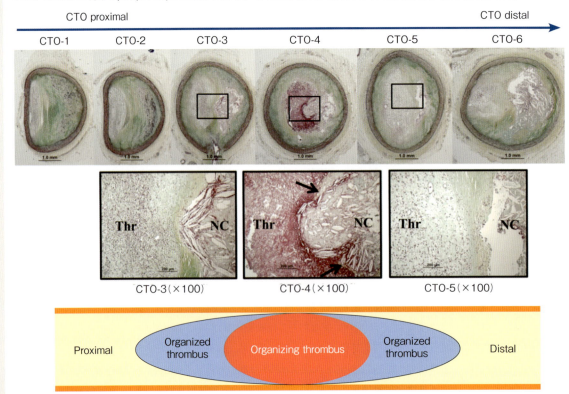

Thr：thrombus(血栓)
NC：necrotic core(壊死性コア)

(Sakakura K, et al: Eur Heart J 35:1683-1693, 2014より許可を得て転載)

図3 「症状を生じるplaque rupture」と「症状を生じないplaque rupture」

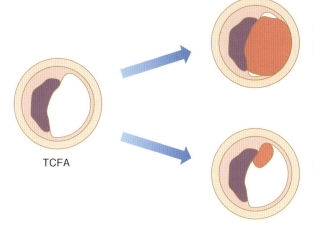

fibrous capが大きく破れ，大きな血栓が付着すれば，閉塞または高度狭窄となり，症状を生じる

fibrous capが小さく破れただけなら付着する血栓も小さく，高度狭窄にならないため，症状を生じない

■有症候性のplaque rupture

- 有症候性のplaque ruptureであれば，基本的にはACSの症状と考えて差し支えない。
- ACSの原因となる冠動脈病変は，病理上はplaque rupture，plaque erosion，calcified noduleの3つが報告されているが[1]，plaque rupture特有の症状があるわけではない。
- **plaque erosionは比較的動脈硬化が少ない若年女性などにも生じやすいため[1]，高血圧，脂質異常症，糖尿病といった動脈硬化性慢性疾患をもった患者は，plaque erosionよりもplaque ruptureの可能性が高いと考えられる。**
- 病理による検討では，plaque ruptureの危険因子として，喫煙，総コレステロール高値，高比重リポ蛋白コレステロール(HDL-C)低値などが報告されている[5]。

HDL-C : high density lipoprotein cholesterol

検査

■plaque ruptureの検査法

- plaque ruptureに対する検査としては，現状では侵襲的検査のみがplaque ruptureを同定しうる。
- plaque ruptureによってACSが生じるので，ACSに準じた心電図の変化や心筋逸脱酵素の上昇などはみられるが，plaque ruptureそのものを同定することはできない。
- plaque ruptureを同定するためには，冠動脈造影，血管内エコー法(IVUS)，光干渉断層法(OCT)が必要となる。Link⇒Practice Case 1 p10-12, Case 2 p14-15, Case 3 p17-18

IVUS : intravascular ultrasound
OCT : optical coherence tomography

■冠動脈造影

- 実際にplaque ruptureが生じた部分が閉塞もしくは高度狭窄となっているのをみることができる。

■IVUS

- plaque ruptureの画像そのものをみることができる可能性があるが，解像度の問題でplaque ruptureを断定できることはむしろ少ない。

■OCT
- IVUSよりも解像度が高いため，plaque ruptureをIVUSよりも鋭敏にとらえることができるが，plaque ruptureの構成成分中に含まれるマクロファージは，OCT画像において，その後方にある成分をマスクしてしまうため，むしろplaque ruptureの判断にまようこともある[6]。

■TCFAの画像診断
- plaque ruptureよりもむしろ，その前駆病変であるTCFAを画像診断で同定できるとACSを未然に防ぐことができるかもしれないため，TCFAを画像で特定しようとする試みがなされている。しかし，非侵襲的検査はもちろんのこと，侵襲的検査であるIVUSやOCTでもTCFAを正確に同定することは困難であることが報告されている[7]。

Check Point!!

plaque ruptureの検査法
- 冠動脈造影ではplaque ruptureそのものをみるというよりは，plaque ruptureの結果として閉塞した血管およびその部位を確認できる。
- IVUSはplaque ruptureそのものを観察できることがある。特に最近のIVUSは解像度が60MHzと上がっており，観察できる可能性は高くなった。
- OCTは解像度としては申し分がないが，マクロファージの存在などで血栓と壊死性コアを分離できず，実際にはplaque ruptureを見落として，別の診断（plaque erosion）にしていることもある。

鑑別診断

- plaque ruptureと鑑別に挙がるACSの原因疾患は，plaque erosionとcalcified noduleがある。
- plaque erosionは，動脈硬化のリスクが比較的少ない若年女性などにも生じる。
- calcified noduleは，透析患者などかなり進行した動脈硬化リスクをもつ患者群に生じやすい。
- 3者の鑑別を**表1**に挙げる。

表1 plaque rupture, plaque erosion, calcified noduleの違い

	plaque rupture	plaque erosion	calcified nodule
急性冠動脈死における頻度	60%	30〜40%	数%
特徴的危険因子	男性，高コレステロール血症，低HDL血症，喫煙	閉経前女性かつ喫煙	
前駆病変	TCFA	なし	高度石灰化
necrotic coreをはじめとする脂質の有無	必ずあり	必須ではない	必須ではない

治療

- plaque ruptureの治療は有症候性なのか，無症候性なのかによって分かれる。

無症候性plaque ruptureの治療

- 基本的には抗血小板薬，スタチンなどの薬物療法のみでよいと考える。
- 無症候性plaque ruptureの頻度が多いということに矛盾するようだが，無症候性のplaque ruptureを病理以外で診断できる機会は多くない。
- 無症候性でもplaque ruptureを診断するためには冠動脈造影＋IVUSまたはOCTという侵襲的検査が必要で，無症状の患者にそのような侵襲的検査を行うことは非常にまれだからである。

有症候性plaque ruptureの治療

TIMI：thrombolysis in myocardial infarction

- 基本的にはカテーテルインターベンションが中心になる。
- plaque ruptureの部分に対して，血栓吸引が有効かどうかは結論が出ていない。
- 最終的にステント留置を行い，TIMI-3の冠血流を目指すということになる。
- **どのようなステント留置がよいかの結論は出ていないが，待機的症例に対するカテーテルインターベンションのような，「ステントはできるだけ大きく拡張したほうが，予後がよい(the bigger, the better)」は当てはまらない可能性がある。**
- 病理学的検討では，早期ステント血栓症の重要な危険因子としてnecrotic coreのステント内への脱落が報告されている(**図4**)[8]。
- 筆者らの最近の検討でも，ステントはあまりアグレッシブに大きく拡張しないほうが(modest stent expansion strategy)，slow flowの発生が少なく，予後がよい可能性がある[9]。

図4 壊死性コア(NC)のステント内への脱落

NCがステント内に脱落(ステント側からみれば突出)することが，早期ステント血栓症の原因になっていると考えられる症例．ステント内のNCに隣接して血栓(Thr)がみられる．
＊：ステントストラットが存在した部位．左図：実際のステントのレントゲン撮影像．中央図：それぞれ異なる部位の弱拡大像．右図：中央3図の赤枠部分を強拡大したもの．特に中段において，ステントストラット(＊)がNCおよびThrに囲まれているのがわかる．

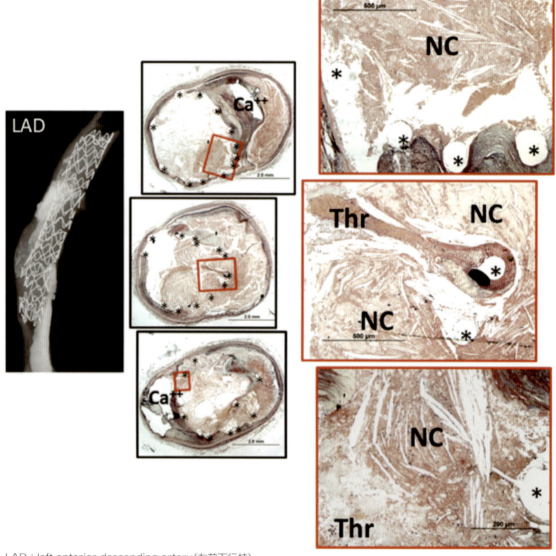

LAD：left anterior descending artery(左前下行枝)

(Nakano M, et al: J Am Coll Cardiol 63: 2510-2520, 2014より許可を得て転載)

上達へのコツ

冠動脈のCTOのほとんどが，病理ではなんらかの血栓性病変が絡んでおり，大部分はplaque ruptureである．従って，plaque ruptureが器質化したものがCTOということを理解していると，CTOへのカテーテルインターベンションの際のガイドワイヤー操作に役に立つかもしれない．

文献

1) Virmani R, Kolodgie FD, Burke AP, et al : Lessons from sudden coronary death : a comprehensive morphological classification scheme for atherosclerotic lesions. Arterioscler Thromb Vasc Biol 20 : 1262-1275, 2000.

2) Kolodgie FD, Burke AP, Farb A, et al : The thin-cap fibroatheroma : a type of vulnerable plaque : the major precursor lesion to acute coronary syndromes. Curr Opin Cardiol 16 : 285-292, 2001.

3) Burke AP, Kolodgie FD, Farb A, et al : Healed plaque ruptures and sudden coronary death : evidence that subclinical rupture has a role in plaque progression. Circulation 103 : 934-940, 2001.

4) Sakakura K, Nakano M, Otsuka F, et al : Comparison of pathology of chronic total occlusion with and without coronary artery bypass graft. Eur Heart J 35 : 1683-1693, 2014.

5) Burke AP, Farb A, Malcom GT, et al : Coronary risk factors and plaque morphology in men with coronary disease who died suddenly. N Engl J Med 336 : 1276-1282, 1997.

6) Nakano M, Vorpahl M, Otsuka F, et al : Ex vivo assessment of vascular response to coronary stents by optical frequency domain imaging. JACC Cardiovasc Imaging 5 : 71-82, 2012.

7) Fujii K, Hao H, Shibuya M, et al : Accuracy of OCT, grayscale IVUS, and their combination for the diagnosis of coronary TCFA : an ex vivo validation study. JACC Cardiovasc Imaging 8 : 451-460, 2015.

8) Nakano M, Yahagi K, Otsuka F, et al : Causes of early stent thrombosis in patients presenting with acute coronary syndrome : an ex vivo human autopsy study. J Am Coll Cardiol 63 : 2510-2520, 2014.

9) Watanabe Y, Sakakura K, Taniguchi Y, et al : Determinants of slow flow following stent implantation in intravascular ultrasound-guided primary percutaneous coronary intervention. Heart Vessels 33 : 226-238, 2018.

実践 Practice

Plaque rupture

坂倉建一（自治医科大学附属さいたま医療センター循環器内科）

Case 1

年齢：60歳代
性別：女性

主　訴：胸痛。
現病歴：20XX年真冬の2月，午前8時ころに犬の散歩をしていたところ，胸痛発症。前医を受診したところ，心電図でST上昇型心筋梗塞を疑われて，転院搬送。

診断

検査
HR：heart rate

■バイタルサイン
- 当院来院時，血圧 145/60 mmHg，心拍数（HR）80。

■心電図
- 来院直後の心電図を**図1**に示す。

■緊急冠動脈造影
- 左前下行枝近位部に完全閉塞を認めた（**図2**）。
- この時点でST上昇型心筋梗塞の確定診断が得られているが，引き続き治療のために経皮的冠動脈インターベンション（PCI）を試みた。ガイドワイヤーを閉塞部に通した後の造影を示す（**図3**）。

PCI：percutaneous coronary intervention

解剖がわかる（図2）

冠動脈造影は一方向ではなく，多方向から撮影するのが基本である。冠動脈は本来，立体構造をもつ構造物なので，多方向から撮影をしないと思わぬ見逃しなどをしてしまうことになる。右前斜位（RAO），左前斜位（LAO），頭側（cranial），尾側（caudal）などを組み合わせて複数の像を撮像する（例：RAO 30度，cranial 25度）。

RAO：right anterior oblique
LAO：left anterior oblique

上達へのコツ（図2）

完全閉塞した病変を再開通させるには，ガイドワイヤーを上手く進める必要がある。その際には，手の動かし方が重要なことはもちろんであるが，自分のなかでどこへ向かってワイヤーを進めるべきかを考えておくことが重要である。急性心筋梗塞へのカテーテルインターベンションは若手の術者が行うことが多いと思うが，普段から正常冠動脈のバリエーションをたくさんみておくことが重要である。

図1　来院直後の心電図

前胸部誘導においてST上昇を認める。

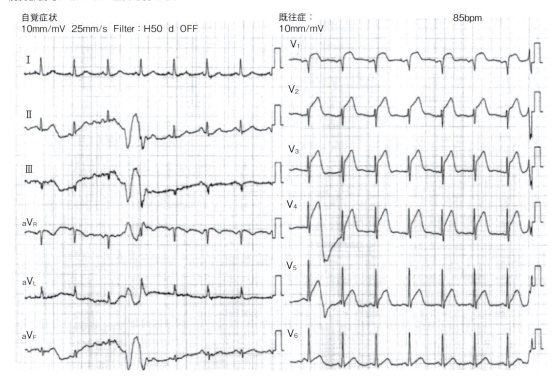

図2　初回左冠動脈造影像

左前下行枝近位部に完全閉塞（→）を認める。

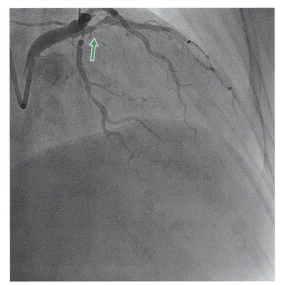

図3　ガイドワイヤー通過後の冠動脈造影像

血栓を示唆する透亮像（→）を認める。

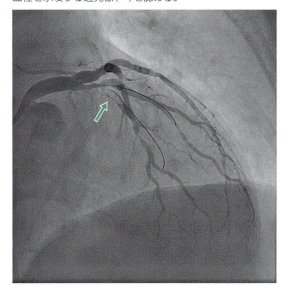

IVUS : intravascular ultrasound

■ 血管内エコー法（IVUS）

- ガイドワイヤー通過後にIVUSを施行し，血栓像（図4）およびplaque rupture像（図5）を認めた。Link➡Knowledge　診断　p7-8
- この時点で急性心筋梗塞の原因は，冠動脈plaque ruptureであると考えられた。

Check Point (図4) !!

- IVUSで血栓をみつけることはそれほど難しくないが，plaque ruptureをIVUSでみつけることは容易ではない。
- plaque ruptureをみつけることができなくても，最終的な治療方針はさほど変わらない（いずれにしてもステント留置などを行う）ので，あまり読影に時間をかけすぎないことが重要である。
- plaque ruptureの有無は，カテーテルインターベンションが終わった後で，ゆっくり見直せばよい。

200字でまとめる Key Sentence

plaque ruptureの際のIVUSのポイント（図5）

下記をもとに，ステントの径を決める。
・血栓が多く，狭窄度が最も強い部分の血管径の測定（時間がなければ，目視）。
・病変近位部の血管径および血管内腔の測定（時間がなければ，目視）。
・病変遠位部の血管径および血管内腔の測定（時間がなければ，目視）。

図4　血栓のIVUS像
血管内腔に血栓像（→）を認める。

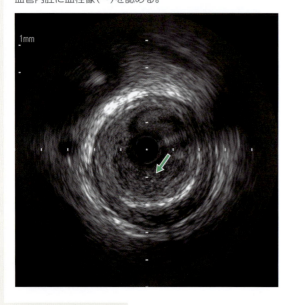

図5　plaque ruptureのIVUS像
血栓よりも外周側にスペース（→）を認めており，plaque ruptureの存在が示唆される。

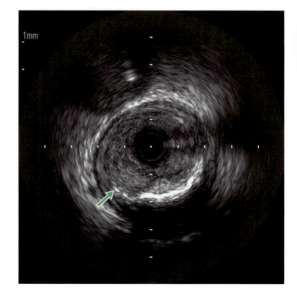

治療

ステント治療

DES : drug-eluting stent
BMS : bare metal stent

- plaque ruptureによる冠動脈閉塞・冠動脈狭窄への治療としては，ステント留置が一般的である。Link⇒Knowledge　治療　p7-8
- 以前は，plaque ruptureなどの急性心筋梗塞に対しては薬剤溶出性ステント（DES）ではなく，金属ステント（BMS）を用いることが多かった。しかし，急性心筋梗塞に対してDESとBMSの無作為化比較試験が行われたところ，DESの群において有意にステント血栓症が少なかった[1]。従って，現在はplaque ruptureによる冠動脈閉塞・狭窄に対してはDESを用いることが多い。
- 本症例においても3.0×18mmのDESを留置し（図6），良好な拡張を得た（図7）。

slow flow/no-reflow現象

- plaque ruptureによる冠動脈閉塞・狭窄に対してステント留置を行った際の代表的な合併症にslow flow/no-reflow現象がある。
- ステント留置によって血管自体は拡張するが，冠動脈の血流が悪くなる現象であり，この現象がみられると予後が不良であることが報告されている。
- かつては，末梢塞栓予防デバイス(distal protection device)が予防のために使用されたこともあったが，無作為化比較試験にて有効性が否定されたため[2]，現在ではあまり使用されていない。
- slow flow/no-reflow現象を確実に予防する方法は現在のところない。
- 筆者らは，後ろ向き研究であるが，ステントはあまりアグレッシブに大きく拡張しないほうが（modest stent expansion strategy），slow flowの発生が少なく，予後がよい可能性があることを報告している[3]。Link⇒Knowledge　治療　p7

図6　ステント留置
ガイドワイヤー通過で明らかとなった狭窄部位に対して，DES 3.0×18mmを留置した（→）。

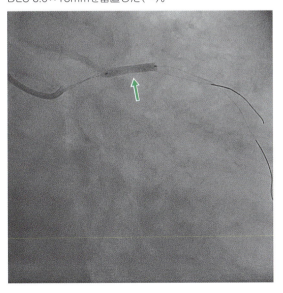

図7　最終造影像
左前下行枝の良好な拡張（→）を認める。

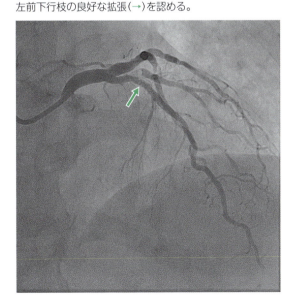

Case 2

年齢：60歳代
性別：男性

主　訴：胸痛。
現病歴：20XX年秋，午後4時ころにパソコンを使用したところ，突然の胸痛を自覚。硝酸薬を内服するが，改善なく救急要請。
既往歴：冠攣縮性狭心症，脂質異常症があり，喫煙者である。

診断

検査

■バイタルサイン
- 当院来院時，血圧 110/60mmHg，HR 54。

■心電図
- 来院後，心臓カテーテル検査室入室直後の心電図を**図8**に示す。

■緊急冠動脈造影
- 右冠動脈近位部に完全閉塞を認めた(**図9**)。
- この時点でST上昇型心筋梗塞の確定診断が得られていたが，引き続き治療のためにPCIを試みた。ガイドワイヤーを閉塞部に通した後の造影を示す(**図10**)。

図8　心臓カテーテル検査室入室直後の心電図
完全房室ブロック，II，III，aV_F，V_6誘導のST上昇，V_2〜V_3誘導のST低下を認める。

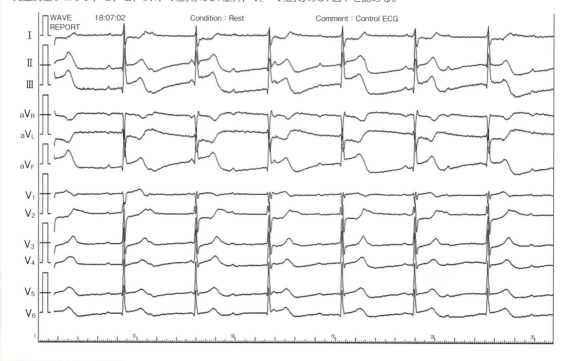

■ IVUS

- ガイドワイヤー通過後にIVUSを施行し，浮遊する血栓像（**図11**）およびplaque rupture像（**図12**）を認めた。 Link▶Knowledge　診断　p5-6
- この時点で，急性心筋梗塞の原因は冠動脈plaque ruptureであると考えられた。

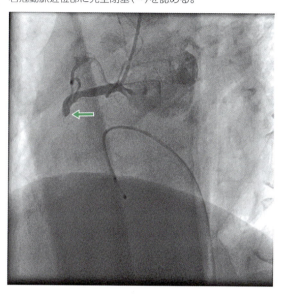

図9　緊急冠動脈造影像
右冠動脈近位部に完全閉塞（→）を認める。

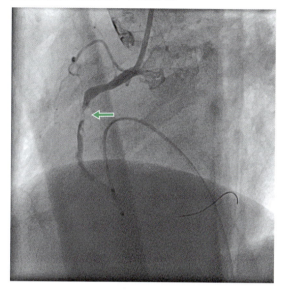

図10　ガイドワイヤー通過後の冠動脈造影像
血栓を示唆する透亮像（→）を認める。

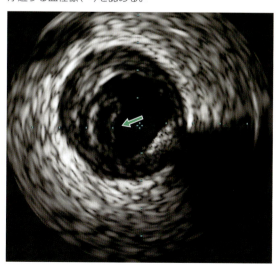

図11　血栓のIVUS像
浮遊する血栓像（→）を認める。

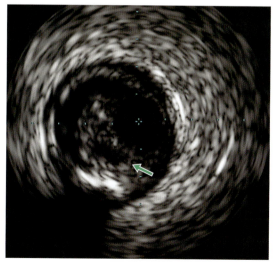

図12　plaque ruptureのIVUS像
静止画では明瞭なplaque ruptureはわかりにくいが，矢印の示す部分（→）は一部のプラーク成分が抜け落ちており，plaque ruptureが生じたことを示唆する。

治療

ステント治療

- 本症例においても，plaque ruptureによる冠動脈閉塞・冠動脈狭窄への治療として，DES留置を行い（**図13**），良好な拡張を得た（**図14**）。Link ➡ Knowledge　治療　p7-8

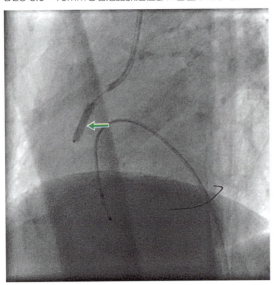

図13　ステント留置
DES 3.0×18mmを右冠動脈近位部に留置した（→）。

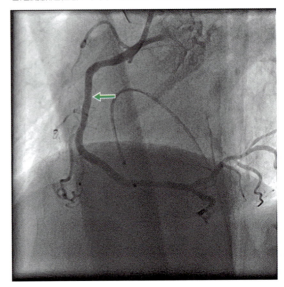

図14　最終造影像
右冠動脈近位部の良好な拡張（→）が得られた。

Case 3

年齢：50歳代
性別：男性

主　訴：胸痛。
現病歴：20XX年10月，午前9時ころに自転車に乗っているときに，左上肢に違和感。前胸部，左背部に徐々に痛みが広がり，救急要請。
既往歴：高血圧，脂質異常症を指摘されているが，いずれも未治療。

診断

検査

■バイタルサイン
- 当院来院時，血圧 184/116mmHg，HR 96。

■心電図
- 来院後，心臓カテーテル検査室入室直後の心電図を図15に示す。

■緊急冠動脈造影
- 左前下行枝近位部に完全閉塞を認めた（図16）。
- この時点でST上昇型心筋梗塞の確定診断が得られたが，引き続き治療のためにPCIを試みた。ガイドワイヤーを閉塞部に通してから，血栓吸引を施行した（図17）。

Link➡Knowledge　治療　p7-8

図15　心臓カテーテル検査室入室直後の心電図
前胸部誘導でST上昇を認める。

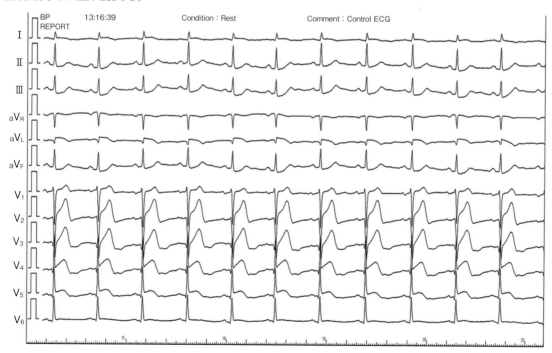

Plaque rupture　17

■**血栓吸引後の造影**（**図18**）。
- 吸引前と比較し，明らかに狭窄が軽快した。

■**IVUS**（**図19**） Link➡Knowledge 診断 p5-6
- 図の矢印部はプラーク，血栓ともに認めず，潰瘍（ulcer）のようになっている。
- この部分にあった血栓およびnecrotic coreの成分は，吸引カテーテルによって吸引されたと考えられる。
- 画像が直接plaque ruptureを示しているわけではないが，このような吸引後の像があるということはplaque ruptureが原因であったことを示唆している。

図16 初回冠動脈造影像
対角枝に99%狭窄（→）を認める。

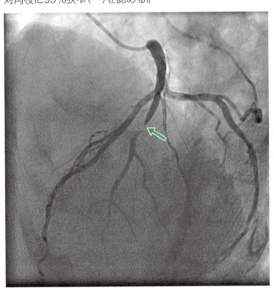

図17 血栓吸引カテーテルによる血栓吸引
血栓吸引カテーテル（→）にて病変部の血栓を吸引した。

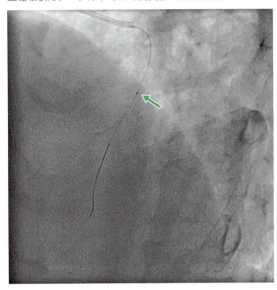

図18 血栓吸引後の造影
吸引前に比較して対角枝の狭窄が明らかに軽快した（→）。

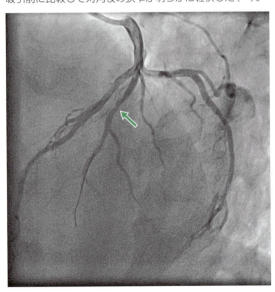

図19 血栓吸引後のIVUS像
矢印部（→）はプラーク，血栓ともに認めず，ulcerのようになっている。この部分にあった血栓およびnecrotic coreの成分は吸引カテーテルによって吸引されたと考えられる。

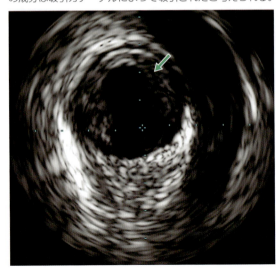

治療

ステント治療
- 同部位への治療として，3.0×18mmのDESを留置し(**図20**)，良好な拡張を得た(**図21**)。Link➡Knowledge　治療　p7-8

図20　ステント留置
DES 3.0×18mmを対角枝に留置した(→)。

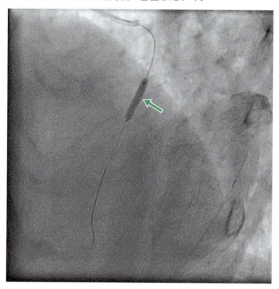

図21　最終造影像
対角枝の狭窄は良好に拡張された(→)。

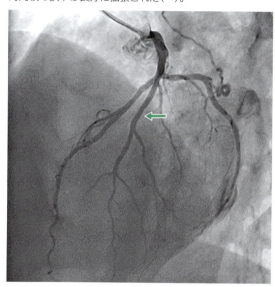

文献

1) Sabate M, Cequier A, Iñiguez A, et al : Everolimus-eluting stent versus bare-metal stent in ST-segment elevation myocardial infarction(EXAMINATION) : 1 year results of a randomised controlled trial. Lancet 380 : 1482-1490, 2012.
2) Stone GW, Webb J, Cox DA, et al : Distal microcirculatory protection during percutaneous coronary intervention in acute ST-segment elevation myocardial infarction : a randomized controlled trial. JAMA 293 : 1063-1072, 2005.
3) Watanabe Y, Sakakura K, Taniguchi Y, et al : Determinants of slow flow following stent implantation in intravascular ultrasound-guided primary percutaneous coronary intervention. Heart Vessels 33 : 226-238, 2018.

基礎知識

Knowledge

Calcified nodule, plaque erosion

樋熊拓未(聖マリアンナ医科大学循環器内科)

- 急性冠症候群(ACS)は冠動脈内血栓症で発症するが,そのメカニズムには plaque rupture, plaque erosion, そしてcalcified noduleの3つが存在する。
- 光干渉断層法(OCT)は,15～20 μmの空間分解能を有し,既存の冠動脈イメージング装置では最も解像度が高い。ACSの責任冠動脈プラーク診断に有用であり,plaque rupture, plaque erosion, そしてcalcified noduleを同定することができる。
- plaque erosionが原因で発症したACS例に対して,ステントを留置せず抗血栓薬のみによる治療の有効性が報告された。

ACS : acute coronary syndrome
OCT : optical coherence tomography

診断

症状・病歴

- 心臓性突然死や急性心筋梗塞後の剖検例を用いた病理学的検討から,ACSの多くは冠動脈内のプラーク破綻後の血栓形成によって発症することがわかっている。
- **病理学的には,冠動脈内血栓症の多くはplaque rupture, plaque erosion, そしてcalcified noduleの3つのメカニズムによって発症する。**
- plaque ruptureが60～70%と最も高頻度であり,次いでplaque erosionが25～40%,そしてcalcified noduleが数%と,まれである。

検査

IVUS : intravascular ultrasound

■冠動脈造影

- ACSの診断をするうえでゴールドスタンダードな検査法であることはいうまでもない。しかしながら血管造影は，管腔の辺縁をなぞって描出しているにすぎないため，血管壁などの血管構造を正確に判断することは難しい。

■血管内エコー法（IVUS）

- リモデリングやプラークの大きさなどの冠動脈プラーク形態を評価する診断装置としてわが国では広く受け入れられ，治療に用いられている。
- 血管全体を把握するのに適した診断装置だが，解像度が不十分なため，血管壁における微細な構造変化を特徴付けることが困難である。例えば，ACS動脈硬化診断の鍵となる脂質プールを覆う薄い線維性被膜，マクロファージの浸潤，壁在血栓，血管壁表面の不整を検出することは，IVUSでは困難である。

■OCT

- IVUSの約10倍（15〜20µm）の解像度を有し，脂質プール，薄い線維性被膜，plaque rupture，血栓，石灰化，マクロファージ，そして微小血管などの微細構造の検出，定量化が可能である。

（1）Massachusetts General Hospital（MGH）の診断アルゴリズム[1]

- MGHのグループは，OCTを用いてACS患者の責任病変のプラーク形態を分類し，新たな診断アルゴリズムを提唱した。
- 本アルゴリズムは純粋に病理学的検討を基に作成されたが，OCTの限界として，血管内皮細胞の欠落を同定することが困難であること，血栓などによって後方が減衰して脂質プールを包む線維性被膜の破綻の有無が確認できない場合があること，などが挙げられ，実際の病理学的検討とは若干異なるとも指摘されている。
- OCTで同定されたplaque erosionはOCT-erosion，calcified noduleはOCT-calcified noduleと分類された。文献によっては"erosion"という言葉は使用せず，線維性被膜が傷害されていないという意味で"intact fibrous cap（IFC）"と記述されているものもある。

（2）OCT によるplaque erosionの診断

- plaque erosionは，病理学的に血管内皮細胞の欠落または機能不全によって血管壁に血栓形成が起こると定義されているが，現在のOCTの解像度では，十数µmの血管内皮細胞の欠落の有無を同定することはできない。
- OCTにおけるplaque erosionは線維性被膜の破綻がないこと（IFCであること），つまりplaque ruptureやcalcified noduleを除外することで診断される。
- ACSでは責任病変に血栓が存在することが多く，そのため，その後方のプラークの情報が十分に得られないことがあり，診断に苦慮することがある。
- MGHのグループは，OCT-erosionをさらにdefinite OCT-erosionとprobable OCT-erosionに分けて対応している。

- plaque ruptureとplaque erosionの典型例のOCT画像を示す(**図1a, b**)。
- 病理学的検討では，女性，喫煙者，若年者にplaque erosionが多いと報告されたが，OCTを用いた実臨床での検討では，男女比，年齢ともplaque ruptureと大きな差はない。また，plaque erosionの約半数に脂質プラークが認められた。しかし，病理学的検討と同様に，線維性被膜が厚く脂質プールが小さいことは，plaque ruptureと診断された病変とは明らかに異なる。
- ACSを対象としたOCTの主要論文を**表1**に示す[2〜7]。Link▶Practice Case 1 p28-30, Case 2 p31-32

図1　ACSを起こした冠動脈プラークの典型像

a：plaque rupture。線維性被膜が破綻(→)し，6〜9時方向にcavityを形成している。
b：plaque erosion。血管内腔表面に血栓(▶)を形成している。血栓の後ろ側のプラークはintactである。
c：calcified nodule。プラーク内には板状の石灰化(→)があり，血管内腔に結節状の石灰(＊)が突出している。

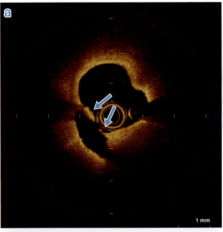
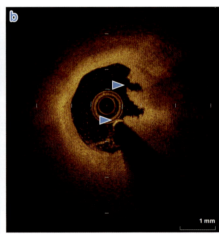
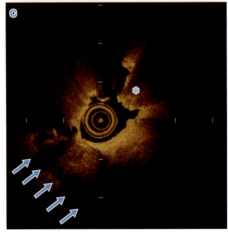

（3）OCT によるcalcified noduleの診断

- calcified noduleは明らかでない点も多いが，その機序として，冠動脈プラーク内の板状の石灰化が，なんらかのストレスで粒状，結節状の石灰化となり，それらがなんらかの機序で線維性被膜を破って，フィブリンと混じりながら内腔に突出し，血栓を形成することが考えられている。
- **OCT-calcified noduleは，高度石灰化プラークにおいて，線維性被膜が破綻している場合と定義され，石灰の突出，表層石灰化，そして責任病変部前後の多量の石灰化で特徴付けられる。**
- calcified noduleの典型例のOCT画像を**図1c**に示す。
- OCTでは，後方減衰を伴うパターンと伴わないパターンが存在し，その違いはフィブリンや赤色血栓の程度の差によるものと考えられる。最近の検討では[8]，calcified noduleは右冠動脈（特に近位部）に多く認められ，透析がその発生に強く関与していることが示唆されている。**Link➡Practice　Case 3　p34-35**

表1　ACSのOCTによる責任病変部のプラーク診断

	発行年	報告内容	症例数	年齢（平均または中央値）		男性の割合(%)		rupture, erosion (IFC), calcified (Ca) nodule の内訳(%)		
				rupture	erosion (IFC)	rupture	erosion (IFC)	rupture	erosion (IFC)	Ca nodule
Kuboら[2]	2007	AMI	30	69		63		73	23	—
Ferranteら[3]	2010	ACS (STEMI 48%, NSTE-ACS 52%)	25	67	67	72	29	72	28	—
Jiaら[1]	2013	ACS (STEMI 52%, NSTE-ACS 48%)	126	61	54	80	82	44	31	8
Higumaら[4]	2015	STEMI	112	71	65	75	87	64	27	8
Niccoliら[5]	2015	ACS (STEMI 34%, NSTE-ACS 66%)	139	65	63	77	68	59	41	—
Saiaら[6]	2015	STEMI	95	68	70	51	50	65	33	—
Yonetsuら[7]	2016	ACS (STEMI 37%, NSTE-ACS 63%)	318	66	66	85	76	44	41	—

AMI : acute myocardial infarction（急性心筋梗塞）
STEMI : ST-segment elevation acute myocardial infarction（ST上昇型心筋梗塞）
NSTE-ACS : non-ST-segment elevation acute coronary syndrome（非ST上昇型急性冠症候群）

解剖がわかる（図2）

plaque ruptureの根底には脂質プラーク，壊死性コアが存在し，線維性被膜が破れている所見がみられる。

plaque erosionの根底は，線維性プラークであることが基本であるが，この場合は診断がしやすい。一方，石灰化プラークや脂質プラークが混在している場合や血栓が多い場合には，確定診断が困難な場合がある。

calcified noduleの根底には，石灰化プラークが存在する。

図2 ACSを引き起こす3つの代表的なプラーク

a : plaque rupture
b : plaque erosion
c : calcified nodule

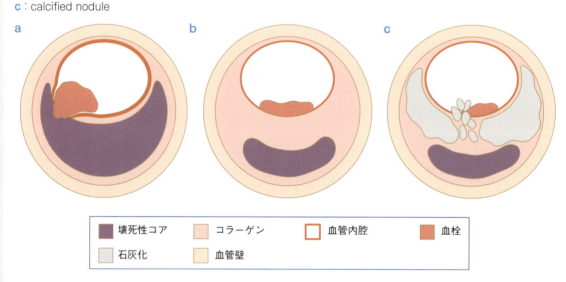

凡例：壊死性コア／コラーゲン／血管内腔／血栓／石灰化／血管壁

200字でまとめる Key Sentence

calcified noduleとnodular calcification

- nodular calcificationは，板状の石灰化プレートがなんらかの力で破砕され，結節状となったもので，血管内膜内にとどまっているが，ときに中膜や外膜にも進展し傷害を及ぼす。
- 血管内腔側に張り出すように進展し，線維性被膜を破綻させ，突出してフィブリンと混じり合い血栓を形成する。つまり，ACSを引き起こすとcalcified noduleと定義される。
- OCTでは，高度石灰化プラークから血管内腔側に突出した粒状，結節状のカルシウムが同定され，その周辺に血栓を認める場合，calcified noduleと定義される。
- 実際には内腔に突出する凸形状のhigh intensity regionで，著しい後方減衰を伴うことが多い。 Link→Practice Case 3 p34-35

Check Point 1

ポイントとなる検査（OCTによるACSの冠動脈プラーク分類）

- 突然死や急性心筋梗塞の剖検例での検討で，plaque erosionは25〜40％程度，calcified noduleは数％の頻度であり，最近のOCTでの検討でも同様であった。
- plaque erosionは，線維性被膜の破綻像がなく血栓ができる。Link ➡ Practice Case 1 p28-30, Case 2 p31-32
- calcified noduleは，結節状の石灰化が血管内腔に突出して血栓を形成する。Link ➡ Practice Case 3 p34-35

上達へのコツ

　ACS例でOCTのプラーク診断を行ううえで最も大切なことは，鮮明な画像を得ることである。①血栓吸引療法を行い，十分に血栓を取り除き，TIMI血流分類2以上の冠動脈血流を得ること，②カテーテルを同軸（co-axial）にすること，が重要である。
　OCT画像の横断面と長軸viewを併用して解析を行うが，アンジオ同期が可能なシステムが導入されている施設では冠動脈造影も同時に描出されるので，これらの画像を参照して診断すると，より診断が容易になる。
　血栓が存在する場合は，その前後のプラーク性状を確認しながら最終診断を行う。

TIMI：thrombolysis in myocardial infarction

治療

- いずれのプラーク形態であってもステントを中心とした治療法に変わりはなく，ACS，ST上昇型急性心筋梗塞のガイドラインに準拠した治療を行う。

ステント治療
PCI：percutaneous coronary intervention

- わが国では，血栓溶解療法を行う施設は少なく，多くの施設で経皮的冠動脈インターベンション（PCI）が行われている。
- ステント留置前の血栓吸引療法のルーチン使用の有効性は大規模試験で否定されたが，現在でも血栓が多い例には試されることが多い。
- OCTの適切な画像を得るために，冠動脈血流がTIMI-2以上必要であること，狭窄度があまり高度でないこと，が必要であり，ワイヤー通過にもかかわらず，造影上，大きな血栓が確認できる例では血栓吸引を試してもよいであろう。適正なサイズのステントを留置して終了となる。

EROSION study[9)]

- 近年，plaque erosionに対するステントを留置しない新たな治療戦略の研究結果が報告された（EROSION study）。
- Jiaらは，OCTでACSの責任病変を観察し，plaque erosionを同定し，血管造影上にて残存狭窄度＜70％でTIMI-3が得られた症例に対してステント留置を行わずに抗血栓療法のみで治療を行った。1カ月後に再度責任病変部をOCTで確認したところ，ほとんどの例で責任病変部の血栓の減少または消失が確認された。研究期間中に消化管出血の死亡1例を認めるのみで，血栓症再発などの冠動脈イベントは認められなかった。

- plaque erosionは，plaque ruptureと比較して最小血管内腔断面積が大きいこと，炎症細胞が少ないこと，線維性被膜の破綻がないこと，壊死性コアが小さいこと，つまりはプラークそのものの脆弱性が強くないことが，病理学的そして臨床的に証明されている。
- EROSION studyでは，ステントを留置せずに，これまでにステント血栓症予防のために進化してきた強力な抗血栓療法を行うという新たなACSに対する治療コンセプトが実証された。少数例での検討であり，さらなる大規模の検討結果が待たれる。

予後

- OCTによるプラーク形態分類によって治療後の急性期予後，慢性期予後が予測できる可能性がある。
- plaque ruptureはplaque erosion（IFC）と比較して，急性期のno-reflowを増加させ，心筋ダメージを大きくする可能性が報告され[4]，また長期の観察でも心血管イベントが多い[5, 7]。

Check Point 2

ポイントとなる治療（OCTによるACSの冠動脈プラーク分類）
- OCTでのプラーク診断は重要であるが，ステントを中心とした治療戦略が大きく変わることはない。
- 治療はprimary PCIにより，狭窄部を開大し，ステントを留置することが一般的である。しかしプラーク形態の違いにより，ステントを留置するまでの過程，つまりは石灰化プラークに対してはRotablator™，脂質プールにはExcimer Laserなど，治療方法が変化する可能性が考えられる。
- plaque erosionは，ステントを留置せず，抗血栓薬（抗血小板薬2剤併用療法）での新たな治療オプションの有効性が報告された。
- plaque erosionは，plaque ruptureと比較して長期的にも短期的にも予後良好である。

文献

1）Jia H, Abtahian F, Aguirre AD, et al : In vivo diagnosis of plaque erosion and calcified nodule in patients with acute coronary syndrome by intravascular optical coherence tomography. J Am Coll Cardiol 62 : 1748-1758, 2013.

2）Kubo T, Imanishi T, Takarada S, et al : Assessment of culprit lesion morphology in acute myocardial infarction : ability of optical coherence tomography compared with intravascular ultrasound and coronary angioscopy. J Am Coll Cardiol 50 : 933-939, 2007.

3）Ferrante G, Nakano M, Prati F, et al : High levels of systemic myeloperoxidase are associated with coronary plaque erosion in patients with acute coronary syndromes : a clinicopathological study. Circulation 122 : 2505-2513, 2010.

4）Higuma T, Soeda T, Abe N, et al : A combined optical coherence tomography and intravascular ultrasound study on plaque rupture, plaque erosion, and calcified nodule in patients with st-segment elevation myocardial infarction : incidence, morphologic characteristics, and outcomes after percutaneous coronary intervention. JACC Cardiovasc Interv 8 : 1166-1176, 2015.

5）Niccoli G, Montone RA, Di Vito L, et al : Plaque rupture and intact fibrous cap assessed by optical coherence tomography portend different outcomes in patients with acute coronary syndrome. Eur Heart J 36 : 1377-1384, 2015.

6）Saia F, Komukai K, Capodanno D, et al : Eroded versus ruptured plaques at the culprit site of STEMI : in vivo pathophysiological features and response to primary PCI. JACC Cardiovasc Imaging 8 : 566-575, 2015.

7）Yonetsu T, Lee T, Murai T, et al : Plaque morphologies and the clinical prognosis of acute coronary syndrome caused by lesions with intact fibrous cap diagnosed by optical coherence tomography. Int J Cardiol 203 : 766-774, 2016.

8）Lee T, Mintz GS, Matsumura M, et al : Prevalence, predictors, and clinical presentation of a calcified nodule as assessed by optical coherence tomography. JACC Cardiovasc Imaging 10 : 883-891, 2017.

9）Jia H, Dai J, Hou J, et al : Effective anti-thrombotic therapy without stenting : intravascular optical coherence tomography-based management in plaque erosion (the EROSION study). Eur Heart J 38 : 792-800, 2017.

実 践

Practice

Calcified nodule, plaque erosion

樋熊拓未（聖マリアンナ医科大学循環器内科）

Case 1

年齢：60歳代
性別：男性

主　訴：胸部圧迫感。
既往歴：もともと高血圧症，脂質異常症，糖尿病で通院していた。
現病歴：20XX年某日，午前8時30分より10分程度持続する胸部圧迫感があったが，改善した。午後2時30分より胸部圧迫感が再発し，持続性となったため救急車を要請し，午後6時30分に当院救命センター搬送となった。

診断

症状

ACS：acute coronary syndrome

検査

WBC：white blood cell
Hb：hemoglobin
BUN：blood urea nitrogen
Cr：creatinine
TG：triglyceride
HDL-C：high density lipoprotein cholesterol
LDL-C：low density lipoprotein cholesterol
BG：blood glucose
HbA1c：hemoglobin A1c
CRP：C-reactive protein
CK-MB：creatine kinase-MB

OCT：optical coherence tomography

• 本症例は，冠動脈リスクファクターを有する高齢男性であり，症状（胸部圧迫感）からも急性冠症候群（ACS）の可能性が高い。

■**血液生化学検査**

• 白血球（WBC）15,160/μL，ヘモグロビン（Hb）14.8g/dL，尿素窒素（BUN）13mg/dL，クレアチニン（Cr）0.78mg/dL，中性脂肪（TG）144mg/dL，高比重リポ蛋白コレステロール（HDL-C）41mg/dL，低比重リポ蛋白コレステロール（LDL-C）195mg/dL，血糖（BG）251mg/dL，ヘモグロビンA1c（HbA1C）8.4％，C反応性蛋白（CRP）146μg/dL，トロポニンT 0.090ng/mL，クレアチンキナーゼ MB分画（CK-MB）12IU/L。

• トロポニンTの軽度上昇を認める。

■**心電図**

• 洞調律に上室期外収縮が混在，ST上昇をⅠ，aV_L，$V_2 \sim V_6$で認める（**図1**）。広範前壁のACSと考える。

■**冠動脈造影**

• 右冠動脈に有意狭窄なく，左前下行枝には完全閉塞，および血栓透亮像を認めたため血栓吸引療法を行った（**図2a**）。

■**光干渉断層法（OCT）**

• OCTでは，責任病変部のプラークはintactであるが，血栓を認める。血栓付着部前後のプラークにも脂質プラークや石灰化プラークを認めず，plaque erosionと診断した（**図2b，c**）。Link➡Knowledge　診断　p21-25

図1 心電図

I, aV_L, V_2〜V_6のST上昇を認める。

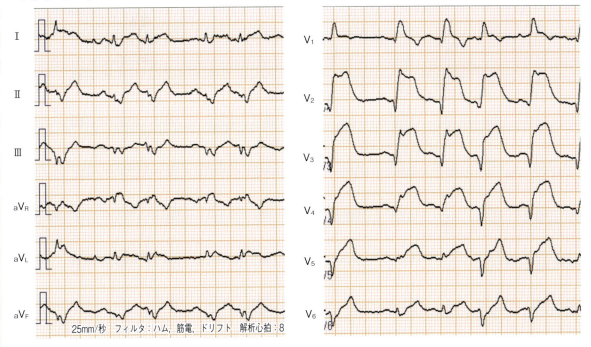

図2 血栓吸引療法後の冠動脈造影所見とOCT所見

a：冠動脈造影所見。左前下行枝近位部に高度狭窄を認める。
b：OCT所見。プラーク破綻がない血管内腔表面に白色血栓を認める（→）。
c：OCT所見。脂質プラークや石灰化プラークを認めない。

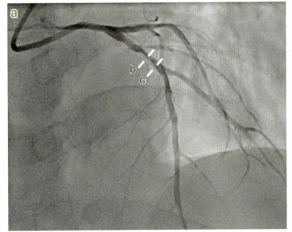
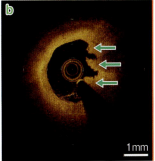
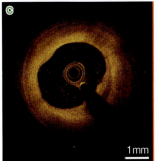

上達へのコツ 1

　plaque erosionの診断は，線維性被膜が破綻していないことを確認することで診断ができる。
　血栓吸引療法を行うことで早期のTIMI-3の確保とともに，OCTで良好な画像が得られ，確定診断が可能となる。

TIMI：thrombolysis in myocardial infarction

治療

PCI：percutaneous coronary intervention

ACE：angiotensin converting enzyme

- 経皮的冠動脈インターベンション(PCI)を継続する。バルーン拡張後に薬剤溶出性ステントを留置して，TIMI-3で終了した。
- 抗血小板薬としてアスピリンとプラスグレル，脂質異常症に対してスタチンに加え，エゼチミブを追加した。
- 糖尿病に対しては教育入院を行った。ほかにアンジオテンシン変換酵素(ACE)阻害薬とβ遮断薬を開始した。

なぜその薬剤を処方したのか？

　急性心筋梗塞を発症しており，PCIステント留置術を行ったが，左室駆出率は41％まで低下した。
　NYHA心機能分類はⅠ度であり，症状はないが，心筋梗塞の2次予防として有効のエビデンスがある薬剤を投与開始した。
　本症例には，アスピリン，プラスグレル，スタチン，エゼチミブ，ACE阻害薬，β遮断薬を使用した。

NYHA：New York Heart Association

予後

- 他枝に病変なく，左室駆出率は40％以上あり，予後は良好と考える。

Case 2

年齢：20歳代
性別：男性

主　訴：胸部圧迫感。
現病歴：20XX年某日，午後2時に温泉に入浴していたところ，突然めまいがあり，浴室からあがった。めまいは治まったが，しばらくして胸部圧迫感が出現し，改善しないため救急車を要請した。午後3時に当院救命センターに搬送となった。

診断

症状

- 若年だが，突然の胸部症状であり，ACS，急性肺血栓塞栓症，急性大動脈解離を念頭に鑑別を行う。

検査

■血液生化学検査
- WBC 10,460/μL，Hb 17.3g/dL，BUN 16mg/dL，Cr 0.70mg/dL，TG 64mg/dL，HDL-C 62.3mg/dL，LDL-C 87.9mg/dL，BG 206mg/dL，HbA1c 5.1%，CRP 90μg/dL，トロポニンT 0.050ng/mL，CK-MB 11IU/L。
- トロポニンTの軽度上昇を認める。

■心電図
- 洞調律，超急性期T波（hyper acute T wave）を$V_1〜V_5$で認める（図3）。前壁のACSと考える。

■冠動脈造影
- 右冠動脈に有意狭窄なく，左前下行枝に99%造影遅延を伴う狭窄，および血栓透亮像を認めたため血栓吸引療法を行った（図4a）。

■OCT
- 責任病変部は赤色血栓が多く認められた。血栓の後方のプラーク性状の確認はできなかったが，血栓がない部分のプラークはintact fibrous cap（IFC）であり，plaque erosion（probable OCT-erosion）と診断した（図4b〜e）。Link➡
Knowledge　診断　p21-25

上達へのコツ 2

　plaque erosionの診断は，plaque ruptureやcalcified noduleを除外し，線維性被膜が破綻していないことを確認することで多くは診断ができる。
　血栓吸引療法を行うことで早期のTIMI-3の確保とともに，OCTで良好な画像が得られたが，血栓は赤色であったため血栓後方のプラークの確認ができなかった。
　このような例でも，前後のプラークをしっかり観察することでIFCであること，脂質プラークや石灰化プラークでないことを確認することができ，診断が得られる。

Calcified nodule, plaque erosion

図3 心電図

V₁〜V₅のhyper acute T waveを認める。

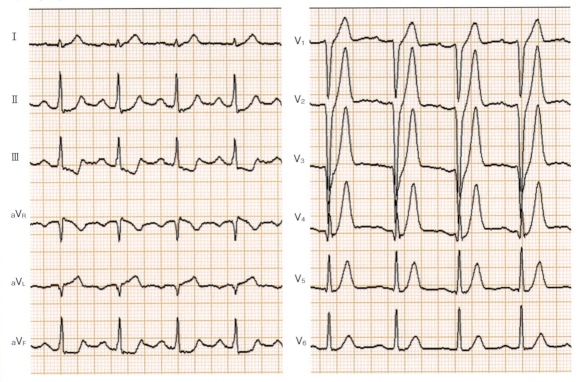

図4 血栓吸引療法後の冠動脈造影所見とOCT所見

a：冠動脈造影所見。左前下行枝近位部に高度狭窄を認める。
b〜d：OCT所見。プラーク破綻がない血管内腔表面に赤色血栓を認める（→）。
e：OCT所見。脂質プラークや石灰化プラークを認めない。

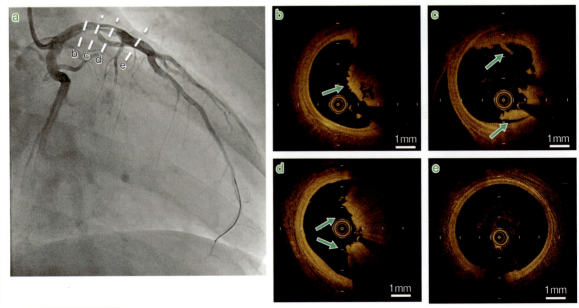

治療

- PCIを継続する。バルーン拡張後に薬剤溶出性ステントを留置して，TIMI-3で終了した。
- 抗血栓薬としてアスピリンとプラスグレルを，急性心筋梗塞の2次予防としてスタチン，ACE阻害薬，β遮断薬を処方した。

> **上達へのコツ 3**
> 本症例は，若年であり，リスクファクターも少ない。
> OCT所見としては，最小血管内腔面積が大きく，脂質プラークがないため，ステントを留置せず，抗血小板薬2剤併用療法で治療できた可能性がある(EROSION study)[1]。Link➡Knowledge 治療 p25-26

予後

- 若年であり，他枝に病変なく，左室駆出率は40％以上あったため，薬物療法を継続し，予後改善に期待する。

Case 3

年齢：80歳代
性別：男性

主　訴：胸部不快感。
既往歴：高血圧症，脂質異常症，糖尿病で通院していた。
現病歴：20XX年某日夕方(午後5時)より断続的な胸部不快感を自覚していたが，翌日起床時も断続的に症状は改善なく，午前9時に前医受診。心電図異常を指摘され，ACSを疑われ，午前10時に救急車で当院救命センターへ搬送となった。

診断

症状

- 本症例は，冠動脈リスクファクターを有する高齢男性であり，症状(胸部不快感)からもACSの可能性が高い。

検査

■血液生化学検査
- WBC 5,830/μL，Hb 8.7g/dL，BUN 13mg/dL，Cr 0.39mg/dL，TG 28mg/dL，HDL-C 73.6mg/dL，LDL-C 74.8mg/dL，BG 152mg/dL，HbA1c 7.1％，CRP 20μg/dL，トロポニンT 0.138ng/mL，CK-MB 22IU/L。
- トロポニンTの上昇を認める。

■心電図
- 洞調律，ST上昇をⅡ，Ⅲ，aV_Fで認める(図5)。下壁のACSと考える。

図5 心電図

Ⅱ，Ⅲ，aV_Fの ST 上昇を認める。

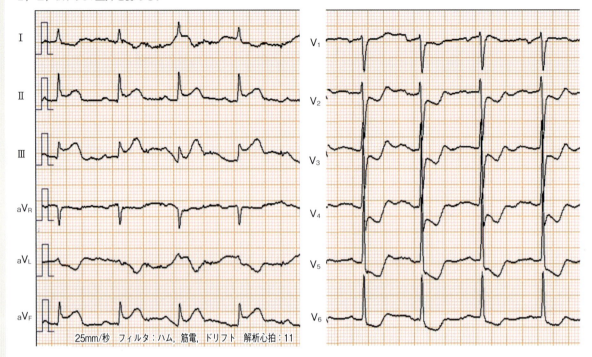

■冠動脈造影
- 左冠動脈#8に中等度狭窄を認めた。
- 右冠動脈#1に完全閉塞を認め，血栓吸引療法を行った（**図6a**）。

■OCT
- 責任病変部は血栓が多く認められた。
- プラークは石灰化プラークであり，結節状の石灰化が血管内腔に突出する像を認め，その遠位部に血栓を認めた。calcified noduleと診断した（**図6b，c**）。

Link➡Knowledge 診断 p23-25

上達へのコツ 4

シート状の厚い石灰化を冠動脈プラーク内に多数認め，線維性被膜が薄い場合はcalcified noduleを念頭に解析する。

血栓吸引療法を行うことで早期のTIMI-3の確保とともに，OCTで良好な画像が得られたが，本症例は血管内腔に突出する結節状の石灰化，ならびにその遠位部に血栓が同定され，calcified noduleの診断に至った。

図6 血栓吸引療法後の冠動脈造影所見とOCT所見

a：冠動脈造影所見。右冠動脈近位部に高度狭窄を認める。
b：OCT所見。2時方向から血管内腔に突出する結節状の構造物を認める（＊）。6〜9時方向にシート状の石灰化プラークを認める（→）。
c：OCT所見。血管内腔に充満する白色血栓を認める（→）。

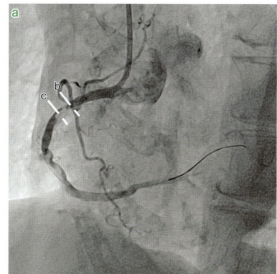
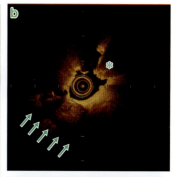
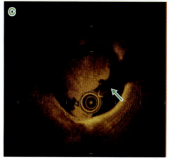

治療

- PCIを継続する。バルーン拡張後に薬剤溶出性ステントを留置して，TIMI-3で終了した。
- 急性心筋梗塞の2次予防として抗血小板薬，スタチン，ACE阻害薬，β遮断薬を処方した。

予後

- 高齢であり，前下行枝#8に中等度狭窄を認めるが，左室駆出率は60％以上あり，予後は良好と考える。

文献

1) Jia H, Dai J, Hou J, et al : Effective anti-thrombotic therapy without stenting : intravascular optical coherence tomography-based management in plaque erosion (the EROSION study). Eur Heart J 38 : 792-800, 2017.

基礎知識

ステント血栓症 (Stent thrombosis)

下浜孝郎(北里大学医学部循環器内科学)

- 経皮的冠動脈インターベンション(PCI)治療は,抗血小板薬2剤併用療法(DAPT)の確立とともに進歩し,発展してきた。
- ステント血栓症は頻度こそ少ないものの,発症すると急性心筋梗塞や致死的な転帰をたどることから,その予防が大切である。
- 近年,第2世代・第3世代の薬剤溶出性ステント(DES)が汎用されており,ステントの進化とともにDAPT継続期間は世界的に短縮の方向に向かっているものの,DAPTの至適期間についてはいまだ結論が出ていない。
- DES留置症例で観血的処置が必要になった際にも,アスピリン継続下での処置が原則である。

PCI : percutaneous coronary intervention
DAPT : dual antiplatelet therapy
DES : drug-eluting stent

定義

症状・病歴

- ステント血栓症とは,留置したステント部位に血栓が生じ冠動脈の閉塞を引き起こす現象である。
- ステント血栓症の国際的な共通の定義として,学術研究コンソーシアム(ARC)の定義が考案されている。

ARC : academic research consortium

- ステント留置後の遠隔期に生じた心イベントや突然死と,ステント血栓症との関連性を同定するのは非常に困難であることから,その信頼度によって3つの群(definite, probable, possible)に分類されている(**表1**)。また,その発症時期によって4つの群(acute, subacute, late, very late)に分類されている(**表2**)。**Link➡**
Practice Case 1 p42-45, Case 2 p46-48, Case 3 p49-51

発生頻度

BMS : bare metal stent

- わが国でベアメタルステント(BMS)の臨床試験が開始された1990年代,PCI術後は抗血小板薬であるアスピリンに抗凝固薬のワルファリン,さらにヘパリンの持続点滴投与が一般的に行われていた。しかし,3%前後の高いステント血栓症と出血性合併症が常に問題となっていた。

- 1998年にSTARS試験が発表され[1]，チエノピリジン系薬剤（当時はチクロピジン）とアスピリンをBMS留置後1カ月間継続して投与することで，ステント血栓症を強力に抑制することが示され（**図1**），DAPTがステント留置後の標準治療として確立された。

表1 ステント血栓症の定義

①definite stent thrombosis

血管造影によるステント血栓症の確認：血管造影によりステント留置セグメント（ステント両端5mmを含む）血栓が認められ，かつ48時間以内に以下のいずれかが認められた場合
- 安静時の急激な虚血症状の発症
- 急性虚血を示す新たな心電図変化
- 心筋逸脱酵素値の典型的な上昇および下降
- 非閉塞性血栓
- 閉塞性血栓

病理学的手法での血栓症の確認：剖検または血栓切除術による，最近の血栓の確認

②probable stent thrombosis

ステント留置後に以下が生じた場合
- ステント留置手技後30日以内の原因不明の死亡
- 手技後日数にかかわらず，血管造影または他の責任病変によることを示すエビデンスがないステント留置部付近の心筋梗塞

③possible stent thrombosis

ステント留置後30日以降の原因不明の死亡

(Cutlip DE, et al：Circulation 115：2344-2351, 2007より引用)

表2 ステント血栓症の発症時期による分類

急性ステント血栓症（acute stent thrombosis）	ステント留置後24時間まで
亜急性ステント血栓症（subacute stent thrombosis）	ステント留置後24時間以降30日まで
遅発性ステント血栓症（late stent thrombosis）	ステント留置後30日以降1年まで
超遅発性ステント血栓症（very late stent thrombosis）	ステント留置後1年以降

(Cutlip DE, et al：Circulation 115：2344-2351, 2007より引用)

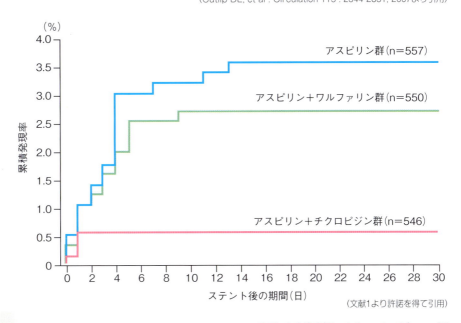

図1 STARS試験
抗血栓療法の違いとステント血栓症発現率。

(文献1より許諾を得て引用)

- BMS時代にはステント血栓症は急性期の問題であったのに対し，2004年にわが国でも承認されたDESが登場してからは，遅発性のステント血栓症という新たな問題点が明らかとなった。
- 第1世代のDESであるシロリムス溶出性ステント（SES）あるいはパクリタキセル溶出性ステント（PES）を植込み後，約1年経過してから手術が必要となり，抗血小板薬を完全に中止された後に生じた遅発性ステント血栓症の4例がLancet誌に報告され，大きなインパクトを与えた[2]。また2006年のヨーロッパ心臓病学会（ESC）において，SESおよびPESのステント血栓症は，30日 1.2%，1年 1.7%，3年 2.9%と年率0.6%の頻度で認め続けると報告された。
- 一方，わが国におけるJ-Cypherレジストリでは，definiteステント血栓症の頻度は30日 0.34%，1年 0.55%，3年 1.03%，5年 1.6%で年率0.26%と，欧米のデータと比較して低いことが示唆された。

SES : sirolimus-eluting stent
PES : paclitaxel-eluting stent
ESC : European Society of Cardiology

発生機序

- ステント血栓症の発生機序にはさまざまな因子が関与している[3]。抗血小板薬の早期中止，ステント拡張不良，分岐部病変や石灰化を伴う複雑病変，急性冠症候群（ACS）や腎機能障害などが危険因子として挙げられる。
- 留置後30日以内の早期ステント血栓症の発生には手技的な要因が大きく関わっているのに対して，遅発性ステント血栓症の発生には薬剤を溶出するポリマーが影響していると考えられている。
- 特に第1世代のDESではポリマーに対する過敏反応が引き起こす血管壁の炎症細胞の存在[4]や，血管壁の構造変化による陽性リモデリングは，冠動脈造影ではステント外への造影剤染み出し所見（PSS）[5]として，また血管内超音波（IVUS）では遅発性のステント不完全圧着（late incomplete stent apposition）[6]として認められる。**Link➡Practice　Case 1　p42-45**
- また，健全な新生内膜によるステントストラットの被覆遅延[7]や，ステント内に新たな動脈硬化巣が進展するneoatherosclerosis[8]という現象が報告されており，これらはいずれも遅発性ステント血栓症の要因の1つとして注目されている。**Link➡Practice　Case 3　p49-51**

ACS : acute coronary syndrome

PSS : peri-stent contrast staining
IVUS : intravascular ultrasound

ガイドライン

- 2011年に改訂された日本循環器学会の「安定冠動脈疾患における待機的PCIのガイドライン」によると，「BMS留置後やDES留置後はアスピリン（81～162mg/日）とクロピドグレル（75mg/日）の併用投与が望ましい。投与期間は，前者では少なくとも1カ月間，後者では少なくとも12カ月間程度の併用投与が推奨される」とある。また，ST上昇型急性心筋梗塞や非ST上昇型急性冠症候群のガイドラインにおいてもDES留置の場合は，アスピリンとチエノピリジン系抗血小板薬のDAPTを最低1年

間併用することが示されており，DES留置後のDAPT継続期間については安定冠動脈疾患・ACSともに少なくとも1年間というのがスタンダードになっている。

- 2009年以降，ステント血栓症発症率が低いとされている第2世代DESの開発が進み，DAPT期間はこれまでよりも短縮傾向にあり，2019年には日本循環器学会のガイドラインも改訂される見込みである。一方，2017年に改訂されたESCのガイドラインでは，「Check Point」のとおりACSと安定冠動脈疾患によりDAPTの推奨期間が異なっている。

Check Point !!

DAPTの推奨期間（2017年ESCガイドライン）

BMSやDESにかかわらず，
- 出血リスクの低いACS患者では12カ月間。
- 出血リスクの高いACS患者では6カ月間。
- 出血リスクの低い安定冠動脈疾患患者では6カ月間。
- 出血リスクの高い安定冠動脈疾患患者では3カ月間。

上達へのコツ 1

最近の無作為化臨床試験では，DAPT継続期間を12カ月間から6カ月間，3カ月間に短縮しても，虚血性イベントの発症リスクは変わらず，出血性イベントは軽減することが相次いで示され（表3），第2世代DES留置後のDAPT期間は短縮という流れになっている。

表3 DAPT期間に関する無作為化試験

試験名	患者数	DAPT期間（月）	DESの種類	エンドポイント	結果
REAL-LATE ZEST-LATE	2,701	12 vs 24	すべてのDES	2年時の心臓死，心筋梗塞	心血管イベントに有意差なし
EXELLENT	1,443 NSTEMI	6 vs 12	SESまたはEES	1年時の心臓死，心筋梗塞，標的血管再血行再建術	心血管イベントに有意差なし
PRODIGY	1,970	6 vs 24	DES BMS	2年時の死亡，心筋梗塞，脳卒中	心血管イベントに有意差なし
ITALIC	3,209	6 vs 12	EES	1年時の死亡，心筋梗塞，脳卒中，標的血管再血行再建術	心血管イベントに有意差なし
ISAR-SAFE	6,000	6 vs 12	すべてのDES	15カ月時の死亡，心筋梗塞，脳卒中，TIMI血流分類による大出血	心血管イベントに有意差なし
OPTIMIZE	3,120 NSTEMI	3 vs 12	Endeavor® ZES	1年時の死亡，心筋梗塞，脳卒中，TIMI血流分類による大出血	心血管イベントに有意差なし
DAPT	20,645	12 vs 30	すべてのDES	33カ月時の死亡，心筋梗塞，脳卒中，definite/probableステント血栓症	long DAPTが心血管イベントを低減
NIPPON	4,598	6 vs 18	BES	33カ月時の死亡，心筋梗塞，脳卒中，definite/probableステント血栓症	心血管イベントに有意差なし

NSTEMI：non-ST-segment elevation acute myocardial infarction（非ST上昇型心筋梗塞）
EES：everolimus-eluting stent（エベロリムス溶出性ステント）
ZES：zotarolimus-eluting stent（ゾタロリムス溶出性ステント）
BES：biolimus-eluting stent（バイオリムス溶出性ステント）

上達へのコツ 2

実臨床においては，DES留置後3年目でも，RESET試験では65％の患者に，NEXT試験でも57％の患者にDAPTが継続されており，DAPTの期間については個々の医師の判断に委ねられている現状である。

冠動脈疾患合併症例の非心臓手術

- DES留置術後の患者が非心臓手術を受ける際の抗血小板療法のマネージメントは重要な問題である。J-CypherやCREDO-Kyotoなどのわが国のレジストリによると，冠動脈ステント留置後に外科的処置が必要となった症例は3年間で15〜20％と高率にみられる。術中の出血性合併症を恐れるあまり，不用意に抗血小板薬を休薬した結果，周術期に脳梗塞やステント血栓症のリスクが増大したとの報告もあり，DES留置後の観血的処置に対してどのように対応するのか，臨床医が直面する課題である。

- 2014年に改訂された「非心臓手術における合併心疾患の評価と管理に関するガイドライン」によると，「DES留置症例がやむなく外科的処置が必要となりチエノピリジン系製剤を中止せざるをえない場合にも，可能ならばアスピリンは継続すべき」とある。これらをふまえて，ステント留置患者の周術期対応について，抗血小板療法の自施設における院内ガイドラインを示す（**表4**）。

200字でまとめる Key Sentence

北里大学病院における周術期抗血小板療法（表4）

「第1世代DES留置後の患者では，抗血小板薬単剤継続下での手術が原則」「ステント血栓症発症率が低いとされる第2世代DES留置患者では，留置後1年以上経過していれば休薬可能」とした点がポイント。

また，BMS留置後6週以内の症例やDES留置後1年以内の患者で，周術期に5日以上抗血小板薬を休薬した際，心血管イベントが有意に上昇したRECO study[9]との結果から，「休薬期間は原則5日以内」としている。Link→Practice　Case 2　p46-48, Case 3　p49-51

表4　北里大学病院における周術期抗血小板療法

①ステント挿入されていない場合（経皮的古典的バルーン血管形成術のみなど）

　　⇒抗血小板薬は休薬可能

②ステント挿入されている場合

　1）BMSの場合
　　　⇒留置後1カ月以上経過していれば休薬可能（左冠動脈主幹部病変など，場合によっては抗血小板薬単剤療法継続）。
　　　　休薬期間は5日以内を原則とする。
　2）DESの場合
　　　（ⅰ）第1世代DES（Cypher®, Taxus®）の場合
　　　　　⇒抗血小板薬単剤療法（アスピリン or クロピドグレル）を原則継続する。
　　　（ⅱ）第2世代DES（Xience®, Promus®, Nobori®, Resolute），
　　　　　第3世代DES（Synergy™, Ultimaster™）の場合
　　　　　⇒留置後1年以上経過していれば休薬可能（左冠動脈主幹部病変など，場合によっては抗血小板薬単剤療法継続）。
　　　　　　休薬期間は5日以内を原則とする。

③出血および塞栓のハイリスク症例の場合

　　⇒関連科および循環器内科との合同カンファレンスで協議する。

文献

1）Leon MB, Baim DS, Popma JJ, et al : A clinical trial comparing three antithrombotic-drug regimens after coronary-artery stenting. Stent Anticoagulation Restenosis Study Investigators. N Engl J Med 339 : 1665-1671, 1998.

2）McFadden EP, Stabile E, Regar E, et al : Late thrombosis in drug-eluting coronary stents after discontinuation of antiplatelet therapy. Lancet 364 : 1519-1521, 2004.

3）Windecker S, Meier B : Late coronary stent thrombosis. Circulation 116 : 1952-1965, 2007.

4）Finn AV, Kolodgie FD, Harnek J, et al : Differential response of delayed healing and persistent inflammation at sites of overlapping sirolimus- or paclitaxel-eluting stents. Circulation 112 : 270-278, 2005.

5）Imai M, Kadota K, Goto T, et al : Incidence, risk factors, and clinical sequelae of angiographic peri-stent contrast staining after sirolimus-eluting stent implantation. Circulation 123 : 2382-2391, 2011.

6）Ako J, Morino Y, Honda Y, et al : Late incomplete stent apposition after sirolimus-eluting stent implantation : a serial intravascular ultrasound analysis. JACC 46 : 1002-1005, 2005.

7）Kotani J, Awata M, Nanto S, et al : Incomplete neointimal coverage of sirolimus-eluting stents : angioscopic findings. JACC 47 : 2108-2111, 2006.

8）Nakazawa G, Otsuka F, Nakano M, et al : The pathology of neoatherosclerosis in human coronary implants bare-metal and drug-eluting stents. JACC 57 : 1314-1322, 2011.

9）Albaladejo P, Marret E, Samama CM, et al : Non-cardiac surgery in patients with coronary stents : the RECO study. Heart 97 : 1566-1572, 2011.

ステント血栓症（Stent thrombosis）

実践

Practice

ステント血栓症 (Stent thrombosis)

下浜孝郎(北里大学医学部循環器内科学)

Case 1

年齢：50歳代
性別：男性

主　訴：胸痛。

冠危険因子：高血圧症，脂質異常症，喫煙。

現病歴：200X年4月，労作性狭心症の診断で心臓カテーテル検査を施行。左前下行枝に有意狭窄を認めたため，#6〜7にCypher®を2本留置した(**図1a**)。

ステント留置1年3カ月後，肝機能障害の副作用が出現したためチクロピジン 200mgを中止，アスピリン 100mg単剤に減量した。

ステント留置3年3カ月後，胸痛を訴え心臓カテーテル検査施行。ステント内に再狭窄はなかったが，ステント周囲への造影剤染み出し所見(PSS)とステントのfractureを認めたため(**図1b**)，アスピリン 100mgにクロピドグレル 75mgを追加して経過観察とした。

ステント留置3年10カ月後，再び胸痛を主訴に来院した。

PSS：peri-stent contrast staining

診断

検査

LDL-C：low density lipoprotein cholesterol
HbA1c：hemoglobin A1c

STEMI：ST-segment elevation myocardial infarction

■血液・生化学検査

・低比重リポ蛋白コレステロール(LDL-C)74mg/dL，ヘモグロビンA1c(HbA1c)5.5%と2次予防コントロールは良好であったが，トロポニンⅠが有意に上昇していた(**表1**)。

■心電図検査

・Ⅰ，aV$_L$および前胸部誘導V$_1$〜V$_6$でST上昇を認めた(**図2**)。

・ST上昇型心筋梗塞(STEMI)の診断で緊急カテーテル検査を施行した。

治療

VLST：very late stent thrombosis

BMS：bare metal stent

・超遅発性ステント血栓症(VLST)(**図3**)に対して血栓吸引療法を施行した。また，VLSTの原因としてfractureが疑われたため，コバルトクロム合金性のベアメタルステント(BMS)を留置した(**図4**)。

図1 心臓カテーテル検査像
a：ステント留置術後。#6〜7にCypher®を2本留置した（→）。
b：ステント留置3年3カ月後。fractureとPSSを認めた（黄矢印）。

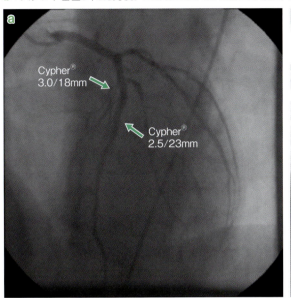
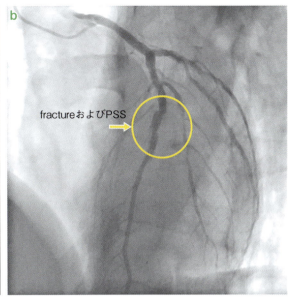

表1 血液・生化学検査

白血球（WBC）	6,700/μL
赤血球（RBC）	477×10⁴/μL
ヘモグロビン（Hb）	14.0g/dL
血小板数（PLT）	22.6×10⁴/μL
クレアチンキナーゼ（CK）	314IU/L
クレアチンキナーゼMB分画（CK-MB）	16IU/L
トロポニンI	2.43ng/mL
脳性ナトリウム利尿ペプチド（BNP）	36.9pg/mL
LDL-C	74mg/dL
高比重リポ蛋白コレステロール（HDL-C）	68mg/dL
HbA1c	5.5%

WBC：white blood cell
RBC：red blood cell
Hb：hemoglobin
PLT：platelet
CK：creatine kinase
CK-MB：creatine kinase MB
BNP：brain natriuretic peptide
HDL-C：high density lipoprotein cholesterol

図2 心電図検査
I，aV_Lおよび前胸部誘導V₁〜V₆でST上昇を認めた。

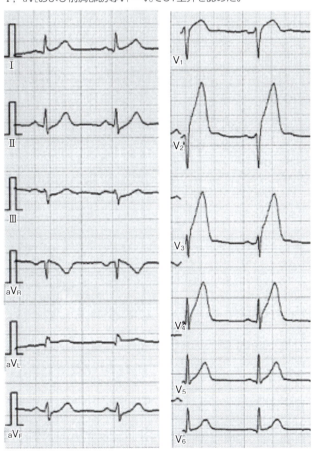

図3 超遅発性ステント血栓症（VLST）
a：ステント留置3年10カ月。fractureが原因と考えられるVLSTを認めた（黄矢印）。
b：fractureの発生。

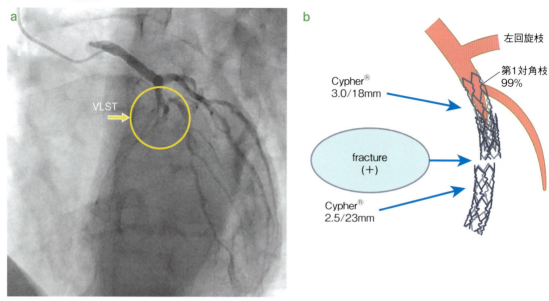

図4 BMSの留置

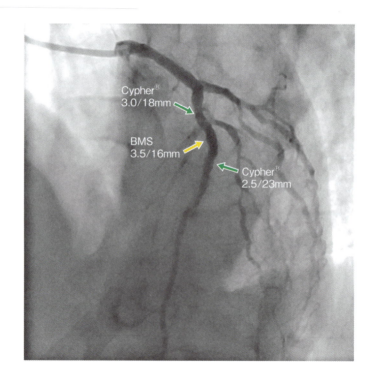

| なぜ その**ステント**を 留置したのか？ **1** ‼ | ステントfractureはCypher®に多く報告されている合併症で，その頻度は5〜6%とされ，高率に再狭窄やステント血栓症を引き起こすといわれている。
　本症例は，抗血小板薬2剤併用療法（DAPT）中にもかかわらずVLSTを発症したため，fractureの頻度が少ないコバルトクロム合金性のBMSを留置した。

DAPT：dual antiplatelet therapy |

予後

- VLST発症後，心尖部に心室瘤を認めたため，左室内血栓症予防目的でワルファリン投与を開始。本症例はDAPTおよびワルファリンの抗血栓薬3剤併用療法で経過観察している。

Case 2

年齢：70歳代
性別：男性

主　訴：胸痛。
冠危険因子：高血圧症，脂質異常症，喫煙。健診受診歴なし。
現病歴：201X年5月，不安定狭心症の診断で緊急心臓カテーテル検査施行。左前下行枝にびまん性の有意狭窄を認めたため（**図5a**），アスピリン200mgにクロピドグレル 300mgをローディングドーズ投与した後，同日#6〜7にResolute Integrity™を3本留置した（**図5b**）。DAPT（アスピリン 100mg＋クロピドグレル 75mg），プロトンポンプ阻害薬，スタチン，アンジオテンシン変換酵素阻害薬，β遮断薬を処方し，ステント留置2日後に退院したが，ステント留置4日後に再び胸痛を主訴に来院した。

診断

- STEMIの診断で，緊急カテーテル検査を施行した。

治療

SAT : subacute stent thrombosis

- 亜急性ステント血栓症（SAT）を認め（**図6a**），同部位に対して血栓吸引療法を施行し，即座に再灌流が得られた（**図6b**）。退院後，処方された内服薬を自己判断ですべて中止したことが原因と考えられた。

Check Point!!

PARIS registry[1)]では，DAPTを継続しなかった理由を，
①discontinuation（医師が必要ないと判断して中止）
②interruption（外科的手術などにより一時的に中断，2週以内に再開）
③disruption（出血やアドヒアランス不良による中止）
の3群に分類し，DAPT中止後の心血管イベント発生リスクとの関連を検討している。
　結果，医師の判断による中止例ではイベント発生リスクは有意に低いが，内服アドヒアランス不良によるDAPT中止例では心血管イベント発生リスクは有意に高まることが示されている（**図7**）。

図5　Resolute Integrity™の留置

a：ステント留置術前。左前下行枝にびまん性の有意狭窄を認めた（→）。
b：ステント留置術後。#6〜7にResolute Integrity™を3本留置した（→）。

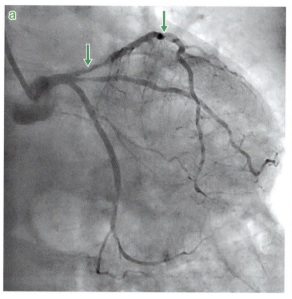
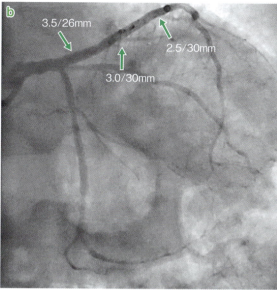

図6　亜急性ステント血栓症（SAT）

a：ステント留置4日後。SATを認めた（黄矢印）。
b：血栓吸引後。即座に再灌流が得られた。

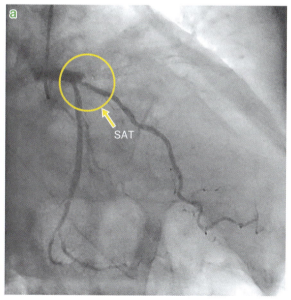
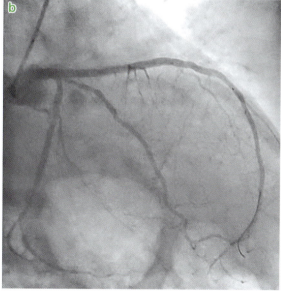

図7 PARIS registry

DAPTを中止した理由ごとの心血管イベントのハザード比。
a：主要心血管イベント（心臓死，ステント血栓症，心筋梗塞，標的病変血行再建術）
b：ステント血栓症

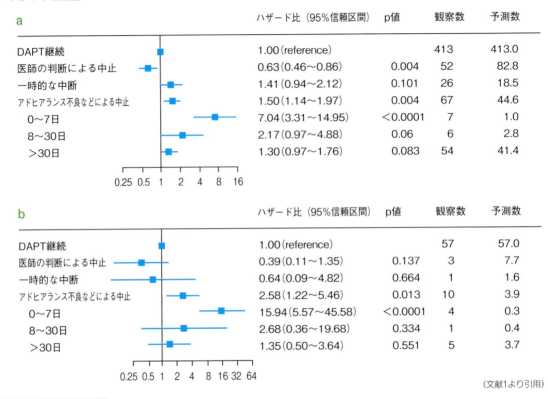

（文献1より引用）

予後

- 薬剤師とも連携して内服の重要性を再指導し，ステント留置1年後からクロピドグレル75mgを中止し，アスピリン100mg単剤で経過観察中である。 **Link➡Knowledge　Check Point　p39**

Case 3

年齢：60歳代
性別：男性

主　訴：胸痛
冠危険因子：高血圧症，喫煙。
現病歴：200X年，不安定狭心症の診断で経皮的冠動脈インターベンション（PCI）施行，3枝病変に対してBMSとTaxus®を留置し，以後近医に通院していた。
200X年＋5年，非ST上昇型心筋梗塞の診断で緊急入院した。

PCI：percutaneous coronary intervention

診断

- 下血および著明な貧血を認めたため，大腸内視鏡検査を施行，早期手術を要する直腸癌と診断された（図8）。

治療

- 輸血により貧血を改善した後，準緊急で心臓カテーテル検査を施行，左前下行枝の近位部に99％狭窄を認めた（図9）。同部位にBMSを留置（図10），1カ月間DAPTを継続した後，直腸癌の手術の方針とした。

> **なぜそのステントを留置したのか？2**
>
> 本症例はサブイレウスを伴う直腸癌を合併した急性冠症候群。早期の外科手術を要するため，BMSを選択した。「非ST上昇型急性冠症候群の診療に関するガイドライン（2012年改訂版）」（日本循環器学会）に則りDAPTを1カ月投与，DAPTを5日間休薬，その間はヘパリンブリッジ，術後速やかにDAPT再開の治療戦略とした。

図8　大腸内視鏡検査

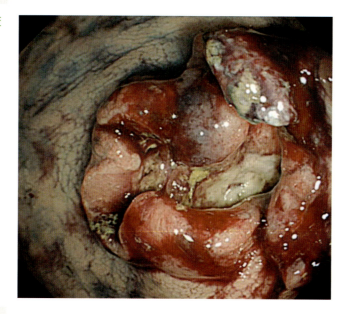

ステント血栓症（Stent thrombosis）　49

図9 心臓カテーテル検査像
a：右冠動脈#1に75%狭窄（→）を認めた。
b：5年前に留置した左前下行枝のTaxus®の近位部#6に99%の高度狭窄を認めた。また，5年前に留置した左回旋枝のTaxus®は#13にて完全閉塞していた。

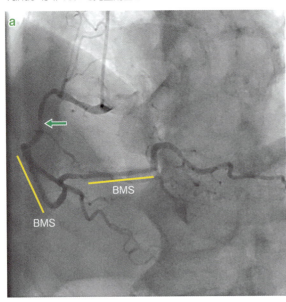
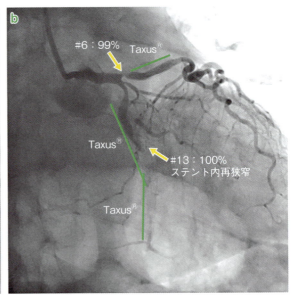

図10 BMSの留置
a：左主幹部から左前下行枝にかけて，Taxus®と一部重なるようにBMSを留置した（→）。
b：左回旋枝#13の完全閉塞は残存しているものの，左前下行枝の有意狭窄を解除し，1カ月後に直腸癌の手術の方針とした。

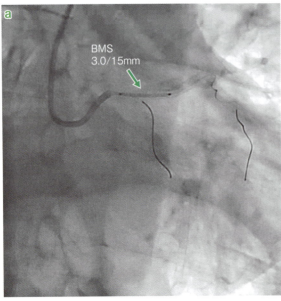
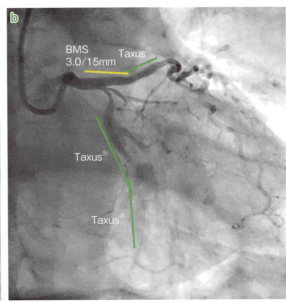

予後

- BMSを留置後，1.5カ月後に入院。当初の予定どおりDAPTを休薬し，ヘパリンブリッジとしたが，休薬5日目（手術前日）に外科病棟で急変し死亡。
- 剖検の結果，新たに留置したBMSおよび以前に留置されたTaxus®が重なる部分に新鮮血小板血栓を認め（図11），遅発性ステント血栓症による広範囲な前壁心筋梗塞と診断された。

> **200字でまとめる Key Sentence**
>
> 第1世代DES留置後の患者では，留置後5年以上経過していてもストラット周辺にリンパ球やマクロファージなどの炎症細胞の浸潤やフィブリンの析出がみられる症例が少なからず存在する。
> 第2世代とは異なり，第1世代DES留置後の患者では周術期の安易な抗血小板薬の休薬は避けるべきである。Link➡Knowledge　200字でまとめるKey Sentence　p40, 表4　p41

図11　新鮮血小板血栓

新鮮血小板血栓は新たに留置されたBMSおよび以前に留置されたTaxus®のストラットが重なる部分にみられる。Taxus®のストラット（＊）周辺にフィブリンおよび石灰化や炎症細胞がみられ，新生内膜によるステントストラットの被覆遅延があった可能性が示唆される。

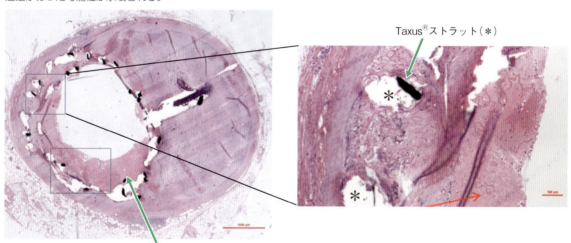

文献

1) Mehran R, Baber U, Steg PG, et al : Cessation of dual antiplatelet treatment and cardiac events after percutaneous coronary intervention (PARIS) : 2 year results from a prospective observational study. Lancet 382 : 1714-1722, 2013.

基礎知識

特発性冠動脈解離

中村日出彦，工藤顕仁，山田康太，西山直希，石川哲也，田口　功
（獨協医科大学埼玉医療センター循環器内科）

- 特発性冠動脈解離（SCAD）は，心原性ショックや突然死で発症することもある一方，発症早期からの適切な治療で予後が大きく改善される疾患である。
- 冠危険因子の少ない中年女性や結合織異常（connective tissue disorder）の急性冠症候群（ACS）では，SCADを疑うことが重要である。
- 進行性の虚血を認めなければ薬物治療を選択し，虚血を認める場合は経皮的冠動脈インターベンション（PCI），または冠動脈バイパス術（CABG）を考慮する。
- PCIの際もSCADの多くは自然修復することを念頭に置き，低侵襲にとどめる努力をする。加えて，医原性解離に注意する。
- 再発率は比較的高いため，慢性期には心臓疾患専門医の厳格な管理が必要である。
- 治療方針に関しては，まれな病態であるため後ろ向き無作為試験がないことから，明確なガイドラインがないのが実情である。十分な知識と技術を有する専門医による治療が望まれる。

SCAD : spontaneous coronary artery dissection
ACS : acute coronary syndrome
PCI : percutaneous coronary intervention
CABG : coronary artery bypass graft

診断

疾患背景

- SCADはACSの原因としてまれな病態ではあるが，心原性ショックや突然死で発症することもある一方[1~6]，早期の明確な診断により最良の治療方針を決定することで予後を改善しうる疾患である。
- SCADの第1例目が1931年に報告されて以降[7]，論文として発表されたものは少数例をまとめた報告のみであった。近年，SCADに対する認知度も向上し，血管内エコー法（IVUS）などの診断ツールも発展したことから，数十例を超えるデータが散見されるようになった[1, 2, 8, 9]。

IVUS : intravascular ultrasound

- SCADは病理学的に，A-SCADとNA-SCADに大別される。
- NA-SCADは動脈硬化危険因子をほとんど有さない女性に多く，A-SCADは動脈硬化危険因子を有する男性に多い[10~12]。

A-SCAD : atherosclerotic spontaneous coronary artery dissection
NA-SCAD : non-atherosclerotic spontaneous coronary artery dissection

- A-SCADとNA-SCADでは，それぞれ異なる病変性状，患者背景を有し，さらに治療方針も異なる。
- A-SCADは動脈硬化病変を基盤とした不安定プラークの破綻に続発するACSの治療の延長上にあると考えて問題ないと思われる。NA-SCADは，本来の血管壁の脆弱性から容易に解離が進展することを予測しなければならない。

- 本項ではNA-SCADのみを対象としており，以後SCADの記述はNA-SCADを意味するものである。
- ACS症例におけるSCADの比率は，1998～2009年の報告では0.1～1%であったが，2016年以後の報告では1.7～4%と増加している[13,14]。これは，SCADに対する認知度の向上と血管内評価モダリティの進歩によるところが大きい。
- SCADの患者背景が変化しており，以前は周産期発症が主な報告であったが，近年では周産期関連は5%未満と少なく，冠動脈危険因子の少ない中年女性に多いとされている[13～15]。
- 近年のわが国からの報告では，50歳未満の女性の急性心筋梗塞症例の35%（130例中45例）がSCADを原因としていた[6]。

発症機序

- SCAD発症のトリガーとして報告されているものとして，突発性，精神的ストレスによる交感神経亢進およびカテコラミン上昇，ホルモン治療，激しい運動，胸腔内圧上昇（激しい咳や出産），妊娠，冠攣縮などが挙げられる[3,15～19]。
- SCADの2つの主な病理学的発生機序として，冠動脈内膜の亀裂から血液が血管壁に入り込み偽腔を形成する場合と，血管壁内血管(vasa vasorum)の出血が提唱されている。どちらの場合も解離により冠動脈内腔が圧排され，心筋虚血を生じる（**図1**）[11,14,15]。
- 大動脈解離の発症機序と類似しているが，大動脈解離では高血圧症の関与と男性に多いことに対して，冠動脈解離では冠動脈危険因子の関与が小さく，女性に多い点が異なる。
- 女性に多いこと，周産期に関与している点から，女性ホルモンとの関連も機序の1つと考えられる。

図1 SCADの発生機序
a：正常冠動脈。
b：内膜の亀裂から中膜に出血し，偽腔および血腫を形成。
c：vasa vasorumから中膜に出血し，偽腔および血腫を形成。

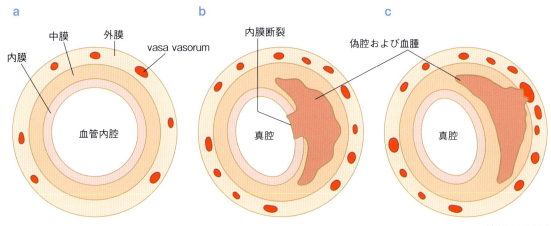

（文献14より作図）

特発性冠動脈解離

基礎疾患	• Marfan 症候群，Ehlers-Danlos 症候群 Type Ⅳなどのconnective tissue disorder，結節性多発動脈炎，全身性エリテマトーデス，血管炎，サルコイドーシスなどが挙げられている。

• 特にconnective tissue disorderでは，血管壁の中膜嚢胞壊死による脆弱性が発症原因とされる[15]。ただし，Mayo Clinicからの報告では，遺伝子検査を受けたSCAD症例でconnective tissue disorderと診断されたのは2.9%（116例中3例）と決して多くなかった[20]。従って，connective tissue disorderの遺伝子診断でSCAD発症を予測することは困難といえる。

• SCADの家族内発症は少ないことから，SCADの発症機序が血管壁の脆弱性のみではないことが示唆される。しかし，一部でSCAD発症の劣性遺伝の可能性が報告されている[10]。

• 今後，SCADの発症予測には，先天性および後天性を含めた複数の因子の検討が必要と思われる。

FMD：fibromuscular dysplasia

■線維筋性形成異常（FMD）

• FMDとSCADとの関連について多くの報告があり[3, 21, 22]，SCAD症例において，FMDもしくは冠動脈以外の動脈病変（脳動脈瘤など）を有する割合が86%との報告もある。

• FMDは，非炎症性・非動脈硬化性の中〜大血管の疾患であり，若年女性に多い。病理学的には動脈の狭窄，解離，血栓および瘤の形成を認め，組織学的には多様であるが，90%に中膜線維増殖（medial fibroplasia）を認める[23, 24]。

• FMDもSCAD同様，原因や病態に不明な点が多い。

• 近年，447例のFMD registryが報告された[21]。

• 各疾患の有病率は，一過性脳虚血発作または脳梗塞は19%，いずれかの動脈の解離および瘤がそれぞれ20%と17%であった。

• 心筋梗塞の既往は1.9%と少なく，さらにいずれかの動脈に解離を有する症例でSCADを発症した症例も3.4%と少なかった。

• SCAD症例の多くはFMDを有するが，逆は真ではない。

検査	## ■冠動脈造影

• 所見としては，血管長軸に沿った真腔と偽腔の二重の造影像や，偽腔の造影剤残存が典型例である。真腔と偽腔の交通がない，血管壁内の出血による解離では，辺縁が滑らかな狭窄像を示すのみであり，動脈硬化性病変との区別が困難である[7, 14, 15]。

• **若年〜中年の女性で，冠動脈危険因子の少ない症例では，SCADを念頭に置いて，見落とさないよう注意が必要である。** また，多枝にわたるSCADも9〜19%認められ[3〜6, 25]，責任病変以外の血管にも注意を要する。

• 冠動脈造影所見により，SCADはType 1〜3に分類されている[23]。

　・Type 1：典型的な二重管腔構造を呈するもの。

　・Type 2：偽腔は造影されず，辺縁滑らかなびまん性の狭窄を呈するもの。血管内出血が示唆される。

　・Type 3：Type 2を短くした病変であり，動脈硬化性病変と区別が困難なため，血管内イメージングを必要とするもの。

血管内イメージング

OCT : optical coherence tomography

- IVUSと光干渉断層法（OCT）により，冠動脈造影に加えてさらに詳細かつ有益な情報が得られる。これらはPCIを含めた治療方針決定に必須である[26~28]。

■IVUS

- 血管のほぼ全層を観察できるため，血管内腔・偽腔および血腫・外膜のすべてが評価・計測可能である。
- PCIにおいてステントが必要な場合，解離の進展を予防することが重要であるため，IVUSによって，解離の起点と終点を正確に確認し，まずその両端をステントで補強する必要がある。
- 次に，ステント留置後，血栓が吸収されて血管内腔が拡張し，慢性期にステントの圧着不全が発生することが予測される[29]。従って，ステントは可能な限り使用を避けるか，必要な場合には慢性期を予測してステントの拡張径を決定する必要がある。これらの手技決定において，IVUSは非常に有用となる。

■OCT

- IVUSの10倍の解像度を有しているため，解離のentryとre-entryをより正確に評価可能であり，PCIの戦略決定に有用である。しかし，血腫がそれより外側の観察を妨害し，血管壁全体の観察が困難なことが多く，ステント径の決定には不向きである。
- 画像を得る際，血管内腔の血液を排除するための造影剤などの高速注入が解離の進展を助長することに注意が必要である。

CTA : computed tomographic angiography

■コンピュータ断層血管造影（CTA）

- 冠動脈の近位部においてはSCADの診断が可能な場合があるが，その解像度の低さから，中間部より遠位の病変ではSCADの診断および動脈硬化病変と解離の区別は困難である。しかし，83%のSCADの症例で，慢性期にCTによる完全修復を確認できたとの報告もあり[30]，経過観察において，特にステントを使用していない症例の解離の修復評価には有用な検査法である可能性が示唆される。

治療

薬物療法

■抗血栓療法

- SCADはACSとして来院することが多いため，通常，抗血小板薬・抗凝固薬が投与されるが，これは両刃の剣の性格を有する。つまり，冠動脈の血栓閉塞を予防する一方，偽腔の血栓閉塞による治癒機転を障害する可能性がある。治療方針としては，この両者のバランスを考慮し，個々の症例で検討することが必要となる。

DAPT : dual anti-platelet therapy

- PCIによってステントが留置された場合，抗血小板薬2剤併用療法（DAPT）が必要であるが，その期間については一定の見解は得られていない。SCADに対するステント留置後の晩期不完全圧着（late mal-apposition）の報告もあるため，この点においても個々の症例で十分検討すべきである。

■β遮断薬

- 交感神経亢進抑制，抗カテコラミン作用による血管壁局所のずり応力軽減作用が期待され，大動脈解離の進展・再発予防に推奨されている。加えて，心筋酸素消費量も軽減するため，多くの専門家がSCADに対しても推奨しているが，明らかなエビデンスはない[14, 15, 31]。

RAS：renin-angiotensin system

■レニン・アンジオテンシン系（RAS）阻害薬

- 急性心筋梗塞後で心機能が低下している症例には，心不全予防として適応がある。
- SCAD再発予防としては，2018年8月現在スタチンとともに後ろ向き試験が進行中であり，今後の成績に注目したい[14]。
- 血圧管理は重要と考えられ，第1選択薬の1つとして考慮すべき薬剤である。

血行再建術

■PCI

- SCADに対するPCIは，通常のACSに対するPCIに比し，血管の脆弱性と解離が基盤に存在することにより，さらに注意を要する。
- ガイディングカテーテルによる医原性の冠動脈入口部解離の発生，ガイドワイヤーの偽腔挿入による解離の進展，ステント留置時の血管壁進展や偽腔内血栓の圧排による解離の進展，そしてこれらが末梢や側枝の血流を悪化させる可能性がある。
  Link➡Practice　Case 3　p66-69
- 近年の報告では，PCIの初期成功率は43～80％と低く[1~5, 25]，仮に成功しても長期開存は保証されていない。
- **SCADの多くは約3カ月で自然修復されるとの報告もあることから[14]，持続する虚血がなければ，薬物治療で注意深い経過観察が推奨されるべきと考える[2, 5, 25]。**
- 進行性の虚血が認められていても，ステント留置の範囲や，ステントの大きさの決定にも困難を伴うため，血栓吸引や小さめのバルーンで血流再開後，血管内腔開存の維持が期待される症例では，可能な限りステント留置は避けるほうが賢明と考えられる。
- 上記のような多彩な状況が起こる場面では，豊富な経験が必要とされる。もちろん，必要なステント留置は躊躇するべきではない。
- SCADは自然修復が期待できるため，ステントは可能な限り少なく短いことを基本方針としたうえで[31]，ステント留置には2通りの戦略がある。解離のentryをステントで閉鎖して終了する戦略と，full metal jacketである。
- full metal jacketの場合，まず解離病変の遠位端をステントで補強し，近位部のentryを閉鎖することで血腫の両方向への進展を予防した後，中間部にステントを留置することが推奨されている[14]。
- **BMS**：bare metal stent
- **DES**：drug eluting stent
- ベアメタルステント（BMS）と薬剤溶出性ステント（DES）の選択においては，慢性期の新生内膜肥厚は少ないことからBMSの選択が推奨される。
- 専門家の推奨する治療戦略を参考に[14, 32]，治療のフローチャートを示す（**図2**）。
- **LMT**：left main trunk
- **LAD**：left anterior descending artery
- **LCX**：left circumflex artery
- 左主幹部（LMT）病変の場合，限局病変はPCIを選択し，左前下行枝（LAD），左回旋枝（LCX）を含む分岐部病変を有していればCABGを考慮する。
- 非LMT病変の場合，血行動態が安定しており進行性の虚血がなければ保存的治療を選択し，虚血所見を認めればPCIを選択する。その際，ステントを可能な限り避けることが推奨される。ただし，ステント使用の決定に関しても，血管壁の脆弱性を考慮する必要がある。
- SCADの発症に関しては，血管壁の脆弱性にトリガーが加わり，ある領域に到達すると発症すると考えられる。冠攣縮性狭心症がトリガーのSCADはトリガー優位で，Marfan症候群などのconnective tissue disorderは血管脆弱性優位と考えられる（**図3**）。

- トリガー優位のSCADは慢性期に完全修復の可能性が高く，ステントは可能な限り避けることが推奨される．Link⮕Practice　Case 1　p62-64
- 血管脆弱性優位のSCADでは，早期にステントによる解離の中枢・末梢両側への進展予防を考慮する必要がある．Link⮕Practice　Case 2　p64-65

図2　SCAD治療のフローチャート

冠疾患低リスクの中年女性や結合織異常（connective tissue disorder）を伴うACS症例ではSCADを疑う．
LMT病変はLAD，LCXを含む分岐部病変を有する場合はCABGを考慮する．
非LMT病変は，血行動態が安定し虚血がなければ保存的治療を選択し，虚血を認めればPCIを選択する．その際，ステントを可能な限り避けることが推奨される．ワイヤリング，血栓吸引，バルーン拡張，BMSの順に手技を進める過程で，冠血流が維持されることが確認できた時点で手技を終了する．

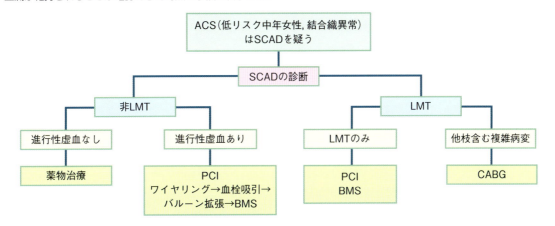

図3　SCAD発症における血管脆弱性とトリガーの関係

SCADは血管壁の脆弱性にトリガーが加わり，ある領域に達すると発症すると考えられる．
冠攣縮性狭心症がトリガーのSCADはトリガー優位で，Marfan症候群などのconnective tissue disorderは血管脆弱性優位と考えられる．

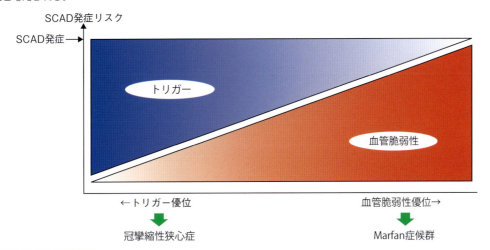

■スコアリングバルーン

- 冠動脈の内膜開窓術によって偽腔内の血腫を血管内腔に導き，偽腔内圧を減少させることによって，血腫の進展を予防する戦略も有効な場合がある．その際，スコアリングバルーンを使用する[33〜35]．

■PCI合併症

- Prakashらの報告では，SCADの3.4%（348例中12例）に医原性解離が発生した．このなかで，診断のみの症例では2%の発生率であったが，PCIに移行した症例では14.3%と跳ね上がった（14.3% vs 2%，42例中6例 vs 300例中6例，p＝0.001）[36]．
- この原因として，診断用カテーテルより硬度の強いガイディングカテーテルを使用すること，そのカテーテルをPCIの手技に伴い冠動脈入口部で出し入れする回数が増えること，およびガイドワイヤーによる損傷などが考えられる．
- 血管壁が脆弱であることが予想されるSCADに対するPCIの際，ガイディングカテーテルおよびガイドワイヤーによる冠動脈損傷には細心の注意が必要である．
- SCAD症例では，冠動脈のみならず大動脈も脆弱であることが多く，通常の操作であっても冠動脈入口部～大動脈に解離が及ぶ可能性を念頭に置く必要がある．**Link**
  ➡ Practice Case 3　p66-69

■CABG

- PCIで良好な冠血流が得られない場合，CABGが必要となる．しかし，SCAD症例では冠動脈が脆弱な場合が多く，バイパスグラフト吻合部に解離が生じる場合もあるため，CABGもSCADにおいては困難な場合が多い．
- CABGが良好に施行された場合でも，慢性期に冠動脈解離が自然修復され冠血流が回復している場合が多いため，バイパスの閉塞率が高い．Mayo Clinicの報告では，その開存率は26.7%（15例中4例）であった[1]．
- PCIが不成功に終わり，虚血が遷延する症例では，理想的な吻合部位を模索しながらCABGを考慮する必要がある．

Check Point

- SCADに対するPCIにおいて，病態増悪の原因の多くは解離の進展である．特に，**図1c**に示したvasa vasorumから血管壁中膜への出血によるSCADでは，真腔と偽腔との交通がない場合，バルーンやステントによる真腔拡大により偽腔内圧が上昇し，解離が予想外に進展する症例がある．
- 本病態においては，解離の近位端と遠位端を注意深く同定すること，必要に応じてスコアリングバルーンを用いて真腔と偽腔の交通を作り偽腔の減圧を図ること，などを念頭に置いて戦略を立てることが重要である．

予後

- SCADの短期予後は，院内死亡は0〜2.2%，慢性期死亡は0〜3.1%[2, 4, 5, 14, 25]と比較的良好である。しかし，再発率は平均2.3年の観察期間で12.2〜27%と比較的高い[32]。

- 予後不良の予測因子として，周産期発症，低心機能，多枝病変が挙げられる[37, 38]。

- 再発予防としては，冠攣縮など原因が明確な症例はその予防，さらにストレス予防，血圧管理，施行中のホルモン療法の継続などが推奨されている。近年，リハビリの効果も報告されている[39, 40]。

- 予後に関する最新の報告においても，280症例を対象に平均2.3年追跡したところ，心筋梗塞再発が20.4%，SCADの再発が19.0%と決して少なくないイベントを認めた[41]。

- SCAD症例に対しては，心臓病専門医による厳格な管理が多くの専門書で推奨されている。

文献

1 ）Tweet MS, Hayes SN, Pitta SR, et al : Clinical features, management and prognosis of spontaneous coronary artery dissection. Circulation 126 : 579-588, 2012.

2 ）Alfonso F, Paulo M, Lennie V, et al : Spontaneous coronary artery dissection:long-term follow-up of a large series of patients prospectively managed with a "conservative" therapeutic strategy. JACC Cardiovasc Interv 5 : 1062-1070, 2012.

3 ）Saw J, Aymong E, Sedlak T, et al : Spontaneous coronary artery dissection : association with predisposing arteriopathies and precipitating stressors and cardiovascular outcomes. Circ Cardiovasc Interv 7 : 645-655, 2014.

4 ）Lettieri C, Zavalloni D, Rossini R, et al : Management and long-term prognosis of spontaneous coronary artery dissection. Am J Cardiol 116 : 66-73, 2015.

5 ）Rogowski S, Maeder MT, Weilenmann D, et al : Spontaneous coronary artery dissection : angiographic follow-up and long-term clinical outcome in a predominantly medically treated population. Catheter Cardiovasc Interv 89 : 59-68, 2017.

6 ）Nakashima T, Noguchi T, Haruta S, et al : Prognostic impact of spontaneous coronary artery dissection in young female patients with acute myocardial infarction:a report from the Angina Pectoris-Myocardial Infarction Multicenter Investigators in Japan. Int J Cardiol 207 : 341-348, 2016.

7 ）Pretty HC : Dissecting aneurysm of coronary artery in a woman aged 42 : rupture. Br Med J 1 : 667, 1931.

8 ）Tweet MS, Gulati R, Aase LA, Hayes SN : Spontaneous coronary artery dissection : a disease-specific, social networking community-initiated study. Mayo Clin Proc 86 : 845-850, 2011.

9 ）Saw J, Ricci D, Starovoytov A, et al : Spontaneous coronary artery dissection : Prevalence of predisposing conditions including fibromuscular dysplasia in a tertiary center cohort. JACC Cardiovasc Interv 6 : 44-52, 2013.

10）DeMaio SJ Jr, Kinsella SH, Silverman ME : Clinical course and long-term prognosis of spontaneous coronary artery dissection. Am J Cardiol 64 : 471-474, 1989.

11）Al-Hussaini A, Adlam D : Spontaneous coronary artery dissection. Heart 103 : 1043-1051, 2017.

12）Celik SK, Sagcan A, Altintig A, et al : Primary spontaneous coronary artery dissections in atherosclerotic patients. Report of nine cases with review of the pertinent literature. Eur Cardiothorac Surg 20 : 573-576, 2001.

13）Alfonso F, Bastante T, Cuesta J : Novel insights on spontaneous coronary artery dissection. Interv Cardiol 6 : 499-502, 2014.

14）Saw J, Mancini GBJ, Humphries KH : Contemporary review on spontaneous coronary artery dissection. J Am Coll Cardiol 68 : 297-312, 2016.

15）Vrints CJ : Spontaneous coronary artery dissection. Heart 96 : 801-808, 2010.

16）Jorgensen MB, Aharonian V, Mansukhani P, Mahrer PR : Spontaneous coronary dissection : a cluster of cases with this rare finding. Am Heart J 127 : 1382-1387, 1994.

17）Thompson EA, Ferraris S, Gress T, Ferraris V : Gender differences and predictors of mortality in spontaneous coronary artery dissection : a review of reported cases. J Invasive Cardiol 17 : 59-61, 2005.

18）Vanzetto G, Berger-Coz E, Barone-Rochette G, et al : Prevalence, therapeutic management and medium-term prognosis of spontaneous coronary artery dissection : results from a database of 11,605 patients. Eur J Cardiothorac Surg 35 : 250-254, 2009.

19）Mortensen KH, Thuesen L, Kristensen IB, Christiansen EH : Spontaneous coronary artery dissection : a Western Denmark Heart Registry study. Catheter Cardiovasc Interv 74 : 710-717, 2009.

20）Henkin S, Negrotto SM, Tweet MS, et al : Spontaneous coronary artery dissection and its association with heritable connective tissue disorders. Heart 102 : 876-881, 2016.

21）Olin JW, Froehlich J, Gu X, et al : The United States Registry for fibromuscular dysplasia:results in the first 447 patients. Circulation 125 : 3182-3190, 2012.

22）Eleid MF, Guddeti RR, Tweet MS, et al : Coronary artery tortuosity in spontaneous coronary artery dissection:angiographic characteristics and clinical implications. Circ Cardiovasc Interv 7 : 656-662, 2014.

23）Saw J : Coronary angiogram classification of spontaneous coronary artery dissection. Catheter Cardiovasc Interv 84 : 1115-1122, 2014.

24）Alfonso F, Paulo M, Dutary J : Endovascular imaging of angiographically invisible spontaneous coronary artery dissection. JACC Cardiovasc Interv 5 : 452-453, 2012.

25）Tweet MS, Eleid MF, Best PJ, et al : Spontaneous coronary artery dissection:revascularization versus conservative therapy. Circ Cardiovasc Interv 7 : 777-786, 2014.

26）Alfonso F, Paulo M, Dutary J : Endovascular imaging of angiographically invisible spontaneous coronary artery dissection. JACC Cardiovasc Interv 5 : 452-453, 2012.

27) Paulo M, Sandoval J, Lennie V, et al : Combined use of OCT and IVUS in spontaneous coronary artery dissection. JACC Cardiovasc Imaging 6 : 830-832, 2013.

28) Alfonso F, Canales E, Aleong G : Spontaneous coronary artery dissection:diagnosis by optical coherence tomography. Eur Heart J 30 : 385, 2009.

29) Lempereur M, Fung A, Saw J : Stent mal-apposition with resorption of intramural hematoma with spontaneous coronary artery dissection. Cardiovasc Diagn Ther 5 : 323-329, 2015.

30) Roura G, Ariza-Solé A, Rodriguez-Caballero IF, et al : Noninvasive follow-up of patients with spontaneous coronary artery dissection with CT angiography. JACC Cardiovasc Imaging 9 : 896-897, 2016.

31) Alfonso F, Bastante T, García-Guimaraes M, et al : Spontaneous coronary artery dissection:new insights into diagnosis and treatment. Coron Artery Dis 27 : 696-706, 2016.

32) Alfonso F, Bastante T, Rivero F, et al : Spontaneous coronary artery dissection – from diagnosis to management –. Circ J 78 : 2099-2110, 2014.

33) Yumoto K, Sasaki H, Aoki H, Kato K : Successful treatment of spontaneous coronary artery dissection with cutting balloon angioplasty as evaluated with optical coherence tomography. JACC Cardiovasc Interv 7 : 817-819, 2014.

34) Motreff P, Barber-Chamoux N, Combaret N, Souteyrand G : Coronary artery fenestration guided by optical coherence tomography before stenting:new interventional option in rescue management of compressive spontaneous intramural hematoma. Circ Cardiovasc Interv 8 : e002266, 2015.

35) Alkhouli M, Cole M, Ling FS : Coronary artery fenestration prior to stenting in spontaneous coronary artery dissection. Catheter Cardiovasc Interv 88 : E23-E27, 2016.

36) Prakash R, Starovoytov A, Heydari M, et al : Catheter-induced iatrogenic coronary artery dissection in patients with spontaneous coronary artery dissection. JACC Cardiovasc Interv 9 : 1851-1853, 2016.

37) Ito H, Taylor L, Browman M, et al : Presentation and therapy of spontaneous coronary artery dissection and comparisons of postpartum versus nonpostpartum cases. Am J Cardiol 107 : 1590-1596, 2011.

38) Hovakuk O, Goland S, Mehra A, Elkayam U : Pregnancy and the risk of spontaneous coronary artery dissection:an analysis of 120 contemporary cases. Circ Cardiovasc Interv 10 : e004941, 2017.

39) Krittanawong C, Tweet MS, Hayes SE, et al : Usefulness of cardiac rehabilitation after spontaneous coronary artery dissection. Am J Cardiol 117 : 1604-1609, 2016.

40) Chou AY, Prakash R, Rajala J, et al : The first dedicated cardiac rehabilitation program for patients with spontaneous coronary artery dissection:description and initial results. Can J Cardiol 32 : 554-560, 2016.

41) Saw J, Prakash R, Starovoytov A, et al : Cardiovascular outcomes in a large prospectively followed single-center cohort of spontaneous coronary artery dissection patients (abstr). J Am Coll Cardiol 67 : 457, 2016.

実　践

Practice

特発性冠動脈解離

中村日出彦，工藤顕仁，山田康太，西山直希，石川哲也，田口　功
（獨協医科大学埼玉医療センター循環器内科）

Case 1

年齢：50歳代
性別：女性

主　訴：胸痛。
現病歴：20XX年某日，深夜から数分間持続し自然軽快する前胸部絞扼感を3～
　　　　4回自覚した。明け方になり，前胸部絞扼感が1時間以上持続したた
　　　　め救急要請し，緊急受診となった。

診断

身体所見

- 身長 158cm, 体重 52kg, 体温 36.1℃, 血圧 164/96mmHg, 脈拍数 100/分, 呼吸数 18/分, 冷汗あり。

検査

- 冠攣縮性狭心症を契機として，ST上昇型心筋梗塞を発症した。

■心電図所見
- 洞調律，心拍数 98/分，Ⅱ，Ⅲ，aV$_F$にてST上昇。

■冠動脈造影
- 冠動脈造影（初回造影）にて，TIMI-2の血流と右冠動脈（RCA）入口部～#3末梢に及ぶ広範な解離を認めた（**図1a**）。

■血管内エコー法（IVUS）
- ガイドワイヤー通過に成功後，IVUSを施行したところ，多量の血腫により圧排され，変形した血管内腔が確認された（**図1b**）。

TIMI：thrombolysis in myocardial infarction
RCA：right coronary artery
IVUS：intravascular ultrasound

治療

- 血栓吸引を施行した結果，内腔の開大とTIMI-3の血流が得られ（**図1c**），15分以上経過観察の後，さらに内腔の開大を認めたためステントを留置せず手技を終了した。
- 3カ月後の追跡冠動脈造影（**図1d**）およびIVUS（**図1e**）では，解離は完全に修復されていた。Link➡Knowledge　治療（血行再建術）　p56

図1 冠動脈造影とIVUS

a：冠動脈造影（初回造影）。TIMI-2の血流とRCA入口部から#3末梢まで及ぶ広範な解離を認める。
b：IVUS画像（初回造影）。多量の血腫により圧排され，変形した血管内腔。
c：冠動脈造影（血栓吸引後）。内腔の開大とTIMI-3の血流を認める。3カ月後の追跡冠動脈造影。
d：冠動脈造影（3カ月後）。解離の完全修復を認める。
e：IVUS画像（3カ月後）。偽腔の血腫は吸収され，真腔は拡大し，解離の完全修復を認める。

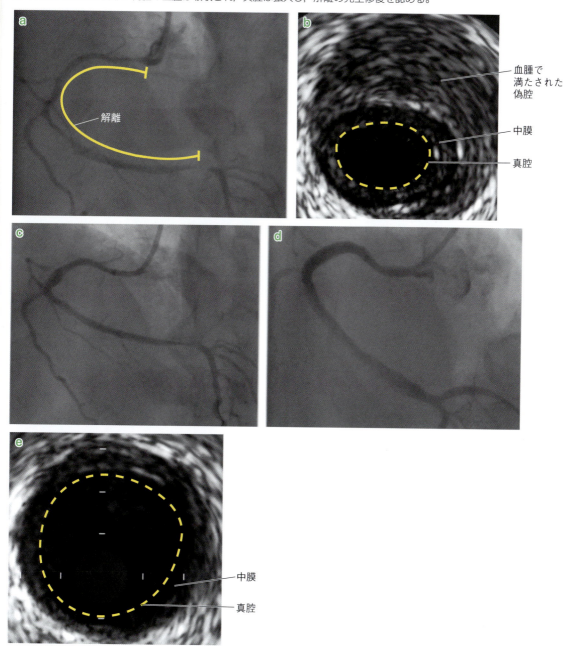

予後

- 冠攣縮性狭心症の予防，血圧管理，禁煙を含めた急性心筋梗塞の2次予防を厳格に施行することにより，良好な予後に至っている。

> **上達へのコツ 1**
> 血栓吸引またはバルーン拡張による冠動脈真腔の再灌流後，時間経過とともに真腔の開大が認められれば解離の自然修復が期待される。ステントがないことにより，慢性期のステント血栓症の懸念も不要で，抗血小板薬の投与を安全に中止することが可能となる。本症例は最良の経過が得られた。

Case 2

年齢：10歳代前半
性別：女性

主　訴：胸痛。
現病歴：Marfan症候群の診断で外来通院中であった。整形外科にて側彎症の手術を施行した。術後2日目，生来初の胸痛が出現し，心電図上，前胸部誘導にてST上昇を認め，急性心筋梗塞の診断にて緊急冠動脈造影を施行した。

診断

身体所見
- 身長 149cm，体重 38kg，体温 37.2℃，血圧 98/68mmHg，脈拍数 110/分，呼吸数 16/分。

検査

■心電図所見
- 洞調律，心拍数 110/分，V_1〜V_4にてST上昇。

LAD : left anterior descending artery

■冠動脈造影
- ST上昇型心筋梗塞を発症し，冠動脈造影（初回造影）にて左前下行枝（LAD）に完全閉塞を認めた（**図2a**）。

■IVUS
- ガイドワイヤー通過に成功後，IVUSを施行したところ，多量の血腫により圧排された血管内腔と3.0mm以上の血管径が確認された（**図2b**）。

治療

LMT : left main trunk

- 2.0mmのバルーンで拡張したところ（**図2c**），末梢の血流はTIMI-3を得たが（**図2d**），中枢方向への解離の進展を認め，左主幹部（LMT）直前まで及んだ。
- 15分経過後TIMI-3の血流が維持されており，Marfan症候群のため解離がLMTから大動脈へ波及することを懸念し，手技を終了した。

予後

- その後，症状なく経過し，3カ月後に追跡冠動脈造影を施行したところLADの完全閉塞を認めたが，RCAから側副路充満度（Rentrop grade）Ⅲの良好な側副血流を認めたため経過観察とした。**Link➡Knowledge** 治療（血行再建術） p56

上達へのコツ 2

本症例はMarfan症候群であり，血管壁が脆弱である．経皮的冠動脈インターベンション（PCI）の戦略として，10歳代前半であるためステントを避け，バルーン拡張のみによる再灌流後に自然修復することを期待した．しかし，慢性期に完全閉塞となった．血管の脆弱性が明白な基礎疾患を有する症例では，当初からステントによる解離腔全体の補強を試みることが賢明かもしれない．

PCI：percutaneous coronary intervention

図2 冠動脈造影とIVUS
a：冠動脈造影（初回造影）．LADに完全閉塞を認める．
b：IVUS画像（初回造影）．多量の血腫により圧排された血管内腔と3.0mm以上の血管径が確認された．
c：2.0mmのバルーンで拡張．
d：末梢の血流はTIMI-3を得た．

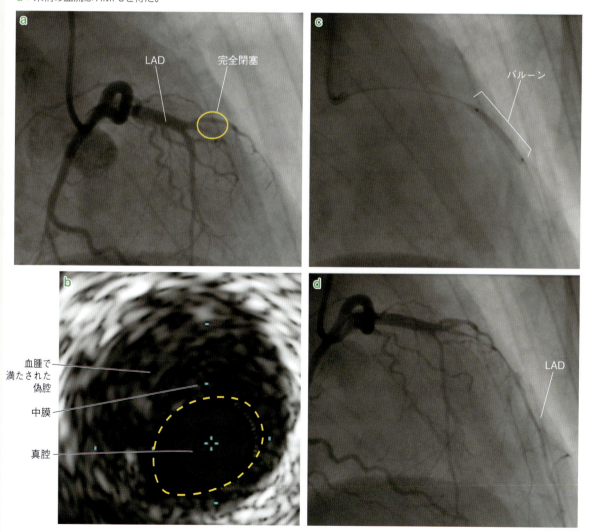

特発性冠動脈解離

Case 3

年齢：50歳代
性別：女性

主　訴：胸痛。
現病歴：生来健康であった。
　　　　20XX年某日，突然発症した前胸部絞扼感が持続したため救急要請し，緊急受診となる。

診断

身体所見

- 身長 161cm，体重 50kg，体温 35.9℃，血圧 154/88mmHg，脈拍数 92/分，呼吸数 16/分，冷汗あり。

検査

SCAD：spontaneous coronary artery dissection

■心電図所見
- 洞調律，心拍数 92/分，Ⅱ，Ⅲ，aVFにてST上昇。

■冠動脈造影
- RCAを責任病変とするST上昇型心筋梗塞を発症し，冠動脈造影（初回造影）にてRCAに完全閉塞を認め，IVUSによりRCA入口部〜#2末梢に特発性冠動脈解離（SCAD）を認めた（**図3a**）。

治療

BMS：bare metal stent

- SCADの全範囲を補強すべく，解離の遠位端から，さらに10mm遠位にベアメタルステント（BMS）の遠位端が留置できるよう位置を決めてBMSを留置した（**図3b**）。さらに，近位方向に連続してRCA入口部までBMSを留置した（**図3c**）。
- 最終造影で，ステントの遠位端から，さらに遠位に解離が進展し，RCA入口部にも解離が残存した（**図3d**）。しかし，TIMI-3の良好な血流が得られ，さらなる解離の進展がないことを確認し，手技を終了した。

図3 冠動脈造影

a：初回造影にてRCAに完全閉塞を認める。
b, c：IVUSで確認した解離全長にわたり，BMSを2個連続して留置。
d：最終造影。ステントの遠位端からの解離の進展，およびRCA入口部に解離の残存を認める。

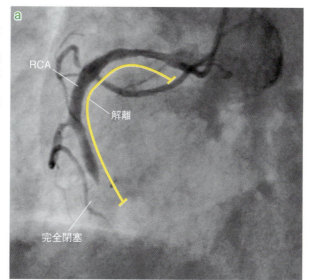
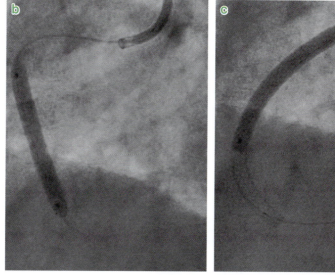
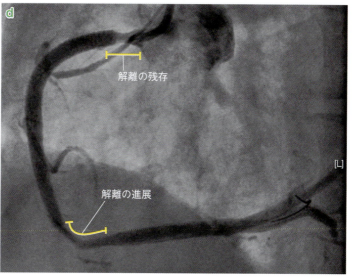

特発性冠動脈解離

予後

- 初回PCI後，2日目に突然の胸痛と心電図上Ⅱ，Ⅲ，aV_FのST上昇を認めたため，冠動脈造影を施行した。
- **前回留置したBMSの近位および遠位両方向に解離の進展を認めた。近位方向は大動脈壁，遠位方向は#4PD，#4AVまで及び，冠血流も障害されていた**（**図4a**）。
- 冠動脈の再灌流を得るため，RCA #3〜#4PD方向にBMSを2個留置した（**図4b, c**）。#4PD方向にはTIMI-3の血流を得たが，#4AV方向の血流はTIMI-2の血流しか得られなかった（**図4d**）。
- その後，大動脈解離はさらに進展し大動脈弓部にまで及んだため（**図4e，f**），緊急上行大動脈置換術および冠動脈バイパス術（CABG）を行った。循環動態は安定したが，感染症からの多臓器不全で院内死亡となった。**Link➡Knowledge** 治療（血行再建術） p58

CABG : coronary artery bypass graft

上達へのコツ 3

本症例で検討すべきポイントは3点である。
①初回BMS留置をせず，冠血流を維持できる可能性があれば，解離の進展が予防できた可能性がある。
②初回BMS留置の際に，遠位，近位ともに十分に解離腔を補強できれば，2回目のPCIは不要であった可能性がある。
③ガイディングカテーテル操作が大動脈まで解離を進展させた可能性を考慮すべきである。

総括

- SCADに対するPCIは脆弱な血管を補強することを目的とするが，一方，ガイディングカテーテル操作も含めたPCIの手技自体が解離を進展させる可能性がある。PCIは，これらを十分理解したうえで，十分な知識と技術を有する医師によって施行されるべきである。

図4 冠動脈造影と造影CT（初回PCI後）
a：前回留置したBMSの近位および遠位両方向に解離の進展を認める。近位方向は大動脈壁まで及び，遠位方向は血流障害を認める。
b，c：RCA #4PD〜#3にBMSを2個連続して留置。
d：RCA #4AV方向の血流障害は持続。
e，f：PCI後の造影CT画像。大動脈解離はさらに進展し，大動脈弓部にまで及んだ。

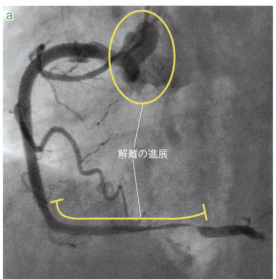
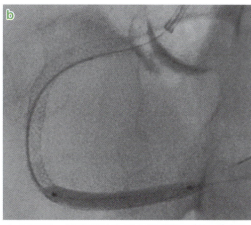
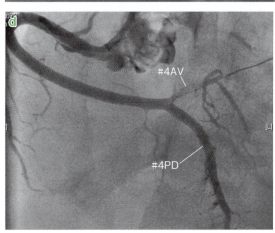
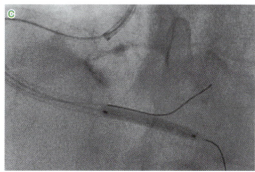
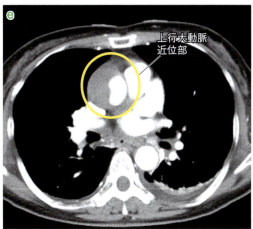
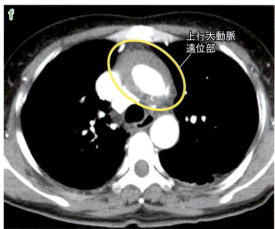

基礎知識

Knowledge

冠攣縮（Spasm）

石井正将，坂本憲治，海北幸一，辻田賢一
（熊本大学大学院生命科学研究部循環器内科学）

- 心臓の表面を走行する比較的太い冠動脈が一過性に異常に収縮した状態を冠攣縮という[1]。
- Prinzmetalによって報告されたST上昇を特徴とする異型狭心症や安静狭心症，労作性狭心症だけでなく，急性心筋梗塞や心室細動といった幅広いスペクトラムをもつ病態である。
- 欧米諸国では，**閉塞血管のない急性心筋梗塞であるMINOCA**や，閉塞血管のない虚血性心疾患であるINOCAの原因として，冠攣縮が注目されている。

MINOCA：myocardial infarction with non-obstructive coronary arteries
INOCA：ischemia and no obstructive coronary artery disease

診断

症状

- 冠攣縮による発作の特徴として，器質的狭窄病変より生じる労作性狭心症発作と同様に，前胸部の圧迫感，絞扼感を呈し，頸部や顎，肩などへの放散痛を伴うこともあるが，症状の持続時間は数分〜15分程度で，冠攣縮による狭心症発作のために長いことが多い。
- 主に**夜間から早朝**にかけての**安静時**に出現し，日中の運動によっては誘発されにくい点も，冠攣縮による狭心症発作の特徴である。

診断基準

- 2008年に日本循環器学会より発表された「冠攣縮性狭心症の診断と治療に関するガイドライン」によって冠攣縮性狭心症の診療基準の統一化がなされ，2013年には改訂版が発表されている[1]。
- 2015年8月には，国際冠攣縮研究会のCoronary Vasomotion Disorders International Study Group（COVADIS）からも，冠攣縮性狭心症の診断に関するガイドライン[2]が発表されている。
- わが国における冠攣縮性狭心症の診断基準（**図1**）[1]では，冠攣縮性狭心症発作を疑う症状があり，発作時の心電図所見で明らかな虚血性変化（12誘導で関連する2誘導以上における一過性の0.1mV以上のST上昇，または0.1mV以上のST下降か，陰性U波の新規出現）を認めれば，冠攣縮性狭心症確定としている。

- 発作時の心電図変化が陰性もしくは検査非施行の場合でも，**冠攣縮薬物誘発試験**や過換気負荷試験などで冠攣縮陽性所見を認め，参考項目(**図1**)[1]を1つ以上満たしていれば冠攣縮性狭心症確定となる．
- 発作時の心電図変化が境界域で明らかな冠攣縮陽性所見を諸検査で認めない場合や，発作時の心電図変化が陰性もしくは検査非施行で明らかな冠攣縮陽性所見を諸検査で認めない場合でも，参考項目(**図1**)[1]を1つ以上満たしている場合は，冠攣縮性狭心症疑いとなり，臨床的には確定例と疑い例を併せて冠攣縮性狭心症と診断する．

図1 冠攣縮性狭心症の診断アルゴリズム

＊1：明らかな虚血性変化とは，12誘導心電図で，関連する2誘導以上における一過性の0.1mV以上のST上昇または0.1mV以上のST下降か陰性U波の新規出現が記録された場合とする．虚血性心電図変化が遷延する場合は急性冠症候群のガイドラインに準じ対処する．

＊2：心臓カテーテル検査における冠攣縮薬物誘発試験，過換気負荷試験などをさす．なお，アセチルコリンやエルゴノビンを用いた冠攣縮薬物誘発試験における冠動脈造影上の冠攣縮陽性所見を「心筋虚血の徴候(狭心痛および虚血性心電図変化)を伴う冠動脈の一過性の完全または亜完全閉塞(＞90％狭窄)」と定義する．

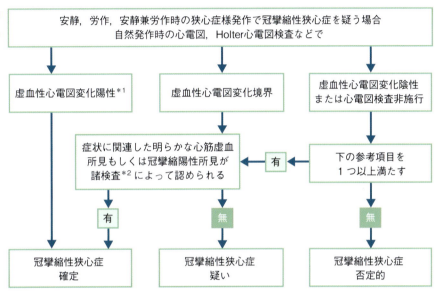

参考項目

硝酸薬により，速やかに消失する狭心症様発作で，以下の4つの項目のどれか1つが満たされれば冠攣縮疑いとする．
① 特に夜間から早朝にかけて，安静時に出現する．
② 運動耐容能の著明な日内変動が認められる(早朝の運動能の低下)．
③ 過換気(呼吸)により誘発される．
④ Ca拮抗薬により発作が抑制されるが，β遮断薬では抑制されない．

(日本循環器学会：冠攣縮性狭心症の診断と治療に関するガイドライン(2013年改訂版).http://www.j-circ.or.jp/guideline/pdf/JCS2013_ogawah.pdf(2018年8月閲覧)より許諾を得て転載)

危険因子

- 冠攣縮の危険因子として，**喫煙**，飲酒，遺伝的要因などが挙げられる。
- 喫煙は，煙の成分による酸化ストレスの誘導によって血管内皮障害を惹起する影響や，交感神経系の活性化により血管収縮物質が放出される影響をもたらし，冠攣縮を誘発すると考えられている。**Link➡Practice Case 1 p80, Case 2 p84, Case 3 p88**
- 飲酒は，アルコール多飲により冠攣縮が誘発され，その機序として組織内マグネシウムの欠乏が関与している可能性が報告されている。
- 遺伝的要因として，内皮型一酸化窒素合成酵素（eNOS）遺伝子の多型やホスホリパーゼC-δ1蛋白の遺伝子変異などが冠攣縮と関連していることが報告されている。
- 最近では，日本人や東アジア人に多いとされるアセトアルデヒド脱水素酵素（ALDH2）の遺伝子多型が冠攣縮性狭心症に多いとする報告がある[3]。ALDH2の欠損は飲酒によって顔面紅潮や嘔気，頻脈などを呈するアルコール・フラッシング症候群をきたすため，飲酒歴の聴取や冠攣縮性狭心症患者に対する**節酒・禁酒**などの**生活指導**は重要である。

eNOS : endothelial nitric oxide synthase

ALDH2 : aldehyde dehydrogenase 2

検査

■12誘導心電図
- 典型的な心電図変化として，**冠動脈の灌流域に一致した誘導でのST上昇と対側誘導のST下降**を認めるが，冠攣縮や虚血の程度によりST下降や新規の陰性U波，攣縮解除時の陰性T波などを認めることがある。

■Holter心電図
- 冠攣縮による胸痛発作は，夜間や早朝の安静時に多く，また無症候性冠攣縮も存在することから，冠攣縮発作時の心電図変化をとらえるのにHolter心電図は有用である。

■運動負荷試験
- 冠攣縮性狭心症患者では，運動耐容能の著明な日内変動が認められる。
- 特に早朝の運動能の低下をきたすことがあるため，早朝と日中に運動負荷試験を行い，心筋虚血の有無を比較することが重要である。
- 冠攣縮性狭心症の運動負荷試験時の心電図変化の特徴として，運動負荷終了後にST上昇発作が誘発される場合があることや，再現性に乏しいことなどが報告されている。

■過換気負荷試験
- **過換気**により冠攣縮が誘発されることが知られている。詳細な機序は不明だが，過換気による呼吸性アルカローシスにより，血管内皮細胞および血管平滑筋細胞内のカルシウムイオン（Ca^{2+}）濃度が上昇することで冠攣縮が誘発されると考えられている。
- 過換気負荷試験は，カルシウム拮抗薬などの血管作動薬を48時間以上前に中止した後，早朝安静時に行う。
- 1分間に25回以上の過換気を6分間促し，負荷後も10分間は12誘導心電図にてモニタリングを行う。これは運動負荷試験同様に，負荷終了後にST上昇発作が誘発される場合があるためである。
- 過換気負荷試験の特異度は100%と高いものの，活動性の高い冠攣縮性狭心症例においては，過換気で誘発された冠攣縮により急性心筋梗塞や心室頻拍，心室細動，完全房室ブロックなどの致死的不整脈に至る可能性もあるため，過換気負荷には十分注意する必要がある。

■血管内皮機能検査

- 冠攣縮の機序として，**血管内皮機能障害**や**血管平滑筋の過収縮**によって冠動脈局所の収縮が亢進することがいわれている。

FMD：flow mediated dilation

- 血管内皮機能を非侵襲的に評価できる血流介在血管拡張反応(FMD)検査やreactive hyperemia peripheral arterial tonometry(RH-PAT)検査は，血管内皮機能障害のスクリーニングとして有用であるが，動脈硬化病変においても血管内皮機能障害をきたすため，血管内皮機能検査のみでは冠攣縮性狭心症と診断することはできない。

■冠攣縮薬物誘発試験　Link➡Practice　Case 1　p83，Case 2　p85-86，Case 3　p88-90

- 心臓カテーテル検査時に，アセチルコリンあるいはエルゴノビンを冠動脈内投与することで冠攣縮を誘発することができる。
- 冠攣縮誘発試験での冠攣縮の定義は，「**心筋虚血の徴候(狭心痛および虚血性ST変化)を伴う冠動脈の一過性の完全または亜完全閉塞(＞90％狭窄)**」である[1]。局所的な冠攣縮だけでなく，**びまん性の冠攣縮**も多く存在し，その定義として「**2つ以上の隣接した冠動脈のセグメントの亜完全閉塞(＞90％狭窄)**」と提唱されている(**図2**)[2,4]。

図2　アセチルコリン負荷試験による冠攣縮の誘発
a：局所性冠攣縮，b：びまん性冠攣縮
矢頭(▶)は攣縮部位を表す。

a

負荷前　　　　　アセチルコリン 100μg　　　　　ニトログリセリン

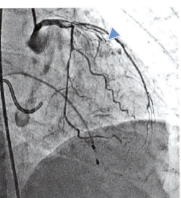
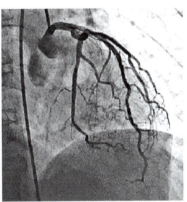

b

負荷前　　　　　アセチルコリン 100μg　　　　　ニトログリセリン

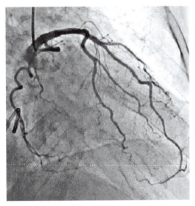
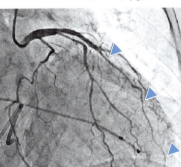

(文献4より許諾を得て転載)

NO : nitric oxide

- アセチルコリンは，血管内皮に作用して一酸化窒素（NO）を放出させ，血管拡張作用を発揮すると同時に，血管平滑筋にも作用し，血管収縮作用を発揮する。血管内皮機能が障害されている場合には，血管内皮からのNO放出が低下し，血管平滑筋の収縮作用が上回り，冠攣縮が誘発される。
- エルゴノビンは，セロトニン受容体とα受容体に作用し，血管平滑筋収縮作用を有しており，アセチルコリンとは異なった機序で冠攣縮を誘発する。同一症例であっても薬剤によって冠攣縮誘発部位が異なり，一方の薬剤で陰性であっても他方で誘発される症例もあるため[5]，誘発試験が陰性であっても冠攣縮陰性と判断できない場合がある。臨床経過より冠攣縮性狭心症が強く疑われる場合には，治療を考慮すべきである。
- アセチルコリンとエルゴノビンは，冠攣縮薬物誘発試験における使用について薬事承認されていなかったが，アセチルコリンは2017年8月25日に薬事承認されたことから，今後，冠攣縮誘発試験がより広く周知され，冠攣縮狭心症患者の診断・治療への理解が深まることが期待される。

上達へのコツ 1

　冠攣縮薬物誘発試験に際しては，診断感度を向上させるために午前中に検査を予定し，服薬中のカルシウム拮抗薬を，半減期によっても異なるが，可能であれば少なくとも2日間以上休薬して施行する。

治療

危険因子の是正

- 喫煙は危険因子であり，**禁煙**は必須である。
- アルコールについては，大量飲酒後数時間経過してから発作が起こることが多いため，節酒する必要がある。
- 顔面紅潮や嘔気，頻脈などを呈するアルコール・フラッシング症候群の既往がある者では，遺伝的なALDH2の欠損が疑われ，少量のアルコールでも冠攣縮発作が生じる可能性があるため，注意が必要である。
- 適度な運動は高血圧や糖・脂質代謝異常の予防に有用であるが，冠攣縮性狭心症においても有酸素運動が，血管内皮機能，酸化ストレスや炎症の改善作用を介して発作を抑制することが報告されている[6]。しかし，早朝の運動は冠攣縮誘発の恐れがあるため，午後に行うなどの指導が必要である。

薬物治療

Link➡Practice Case 1 p84, Case 2 p86, Case 3 p91

■硝酸薬

- 冠攣縮の発作時には，ニトログリセリンの舌下投与もしくはスプレーの口腔内噴霧が有効である。
- 発作の予防には長時間作用型の硝酸薬が用いられているが，耐性の問題で適切な休薬時間を設定する必要がある。
- 国内の多施設後ろ向き観察研究より，硝酸薬の慢性使用が心血管イベントリスクの上昇と関連することが報告されており[7]，今後，冠攣縮に対する硝酸薬の長期予後への効果を検証する必要がある。

■カルシウム拮抗薬

- 薬物治療の第1選択薬で，血管平滑筋細胞へのCa^{2+}の流入を抑制することにより冠攣縮を抑制する。
- 夜間から早朝にかけて冠攣縮発作を認める場合が多いため，眠前投与が推奨されるが，症例により生活リズムが異なるため，**詳細な発作時間の聴取と発作時間帯に合わせた投与**を心がける必要がある。
- 治療に用いられるカルシウム拮抗薬にはベンゾジアゼピン系やジヒドロピリジン系があり，単剤で著効しない場合には複数の薬剤を組み合わせて用いる。
- 冠攣縮性狭心症を対象として数種類のカルシウム拮抗薬の長期予後効果を比較したメタ解析では，アムロジピン，ニフェジピン，ジルチアゼムと比較し，ベニジピン内服群で有意に心血管イベントが低下していたことが報告されているが[8]，後ろ向きコホートのメタ解析であるため，無作為化比較試験での検証結果が待たれる。

■ニコランジル

- 選択的な冠動脈拡張作用と抗冠攣縮作用をもつ薬剤で，カルシウム拮抗薬と異なる薬理作用であるため，カルシウム拮抗薬抵抗性の症例に併用することで効果が期待される。
- 血行動態への影響が少ないことから，徐脈や低血圧の症例にも投与可能である。

■β遮断薬

- 心筋の酸素需要を低下させるため，器質的狭窄合併例にはよい適応となる。

冠攣縮(Spasm) 75

図3 スタチン内服の有無による心血管イベント発症の違い
a：全体集団
b：マッチング集団
非スタチン内服群と比較し，スタチン内服群の心血管イベント発症率は，全体集団(a)およびマッチング集団(b)どちらにおいても有意に低下していた。

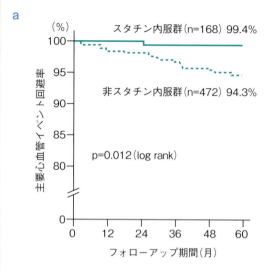
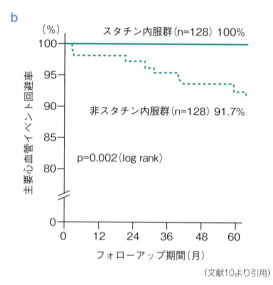

（文献10より引用）

- 単独投与は，相対的なα受容体刺激により血管収縮を促し冠攣縮を惹起する可能性があるため，長時間作用型カルシウム拮抗薬を併用する必要がある。

■ファスジル
- 冠攣縮部位では血管平滑筋のRhoキナーゼ活性が亢進していること，Rhoキナーゼ阻害薬であるファスジルの冠動脈内投与により冠攣縮が抑制されたことが報告されている。2018年7月現在，ファスジルは注射製剤のみであるが，経口薬の開発が期待される。

■スタチン
- 脂質改善効果のほかに内皮機能改善作用，抗炎症作用，Rhoキナーゼ抑制作用を有しており，冠攣縮を抑制する効果が無作為化試験で示されている[9]。
- 後ろ向き観察研究であるが，冠攣縮性狭心症例においてスタチン内服により心血管イベントを抑制し，長期予後を改善させる可能性が報告されている(**図3**)[10]。

Check Point
- 冠攣縮性狭心症の治療は，危険因子の是正と薬物治療が中心となる。
- 日本循環器学会の「冠攣縮性狭心症の診断と治療に関するガイドライン(2013年改訂版)」では，発作時の硝酸薬投与，発作の予防のためのカルシウム拮抗薬，そして禁煙，生活習慣病の是正，節酒，ストレスの軽減がクラスⅠとして推奨されている。

予後

- 冠動脈造影上，器質的狭窄の存在しない冠攣縮性狭心症患者の内膜肥厚は，びまん性の線維性組織から構成され[11, 12]，冠攣縮性狭心症患者の予後は一般的に良好であるが，**冠攣縮は心室細動による突然死や急性心筋梗塞を引き起こすことがある**ため，注意深いフォローアップが必要である。
- 日本の冠攣縮研究会による多施設登録研究の結果から，院外心停止の既往，喫煙，安静時狭心症，器質的有意狭窄，多枝冠攣縮，発作時ST上昇，β遮断薬の使用が予後規定因子として報告されている[13]。
- 当施設の873例の冠攣縮性狭心症を対象とした後ろ向き観察研究より，器質的有意狭窄の合併があっても，有意狭窄と冠攣縮の部位が一致する群が，一致しない群よりも有意に心血管イベントの発生率が高いことがわかっている[14, 15]。有意狭窄があっても，狭窄部位が冠攣縮部位と一致しない群は，有意狭窄のない群と予後は同等であった。冠攣縮と有意狭窄の位置関係を評価することはリスク層別化に有用である（**図4，5**）。
- 冠攣縮のサブタイプにより予後が異なり，びまん性冠攣縮が局所性冠攣縮よりも心血管イベントの発症率が低いことがわかっている[4]。

上達へのコツ 2

　冠攣縮性狭心症患者の心血管イベントを予測するリスクスコアとして日本冠攣縮研究会リスクスコア（JCSAリスクスコア）が提唱されている。
　院外心停止の既往（4点），喫煙（2点），安静時狭心症（2点），器質的有意狭窄（2点），多枝冠攣縮（2点），発作時ST上昇（1点），β遮断薬の使用（1点）の項目の点数を合計し，低リスク群（0〜2），中等度リスク群（3〜5），高リスク群（6≦）に層別化している。
　特に高リスク群では主要心血管イベントが13％と高く[13]，注意深いフォローアップが必要である。

冠攣縮（Spasm）

図4 器質的狭窄部位と冠攣縮部位との位置関係による分類
a：狭窄部位に冠攣縮あり
b：狭窄部位以外に冠攣縮あり
矢印（→）は冠攣縮部位，矢頭（▶）は器質的狭窄部位を示す．

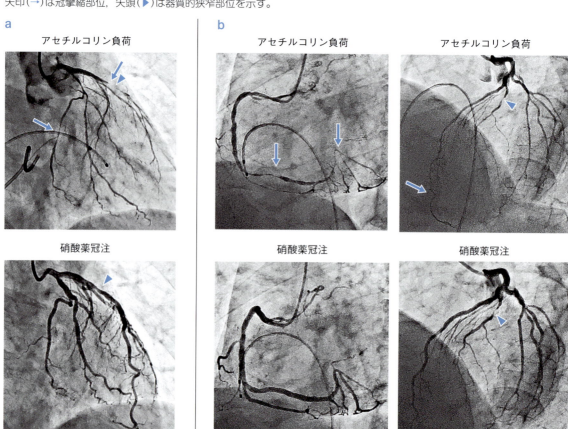

（文献15より許諾を得て転載）

図5 冠攣縮部位と狭窄部位の位置関係による心血管イベント発症の違い

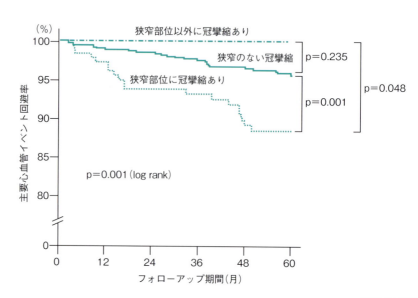

（文献12より引用）

文献

1）日本循環器学会：循環器病の診断と治療に関するガイドライン．冠攣縮性狭心症の診断と治療に関するガイドライン（2013年改訂版）．

2）Beltrame JF, Crea F, Kaski JC, et al：International standardization of diagnostic criteria for vasospastic angina. Eur Heart J 38：2565-2568, 2017.

3）Mizuno Y, Harada E, Morita S, et al：East asian variant of aldehyde dehydrogenase 2 is associated with coronary spastic angina：possible roles of reactive aldehydes and implications of alcohol flushing syndrome. Circulation 131：1665-1673, 2015.

4）Sato K, Kaikita K, Nakayama N, et al：Coronary vasomotor response to intracoronary acetylcholine injection, clinical features, and long-term prognosis in 873 consecutive patients with coronary spasm：analysis of a single-center study over 20 years. J Am Heart Assoc 2：e000227, 2013.

5）Sueda S, Kohno H, Ochi T, et al：Overview of the pharmacological spasm provocation test：Comparisons between acetylcholine and ergonovine. J Cardiol 69：57-65, 2017.

6）Morikawa Y, Mizuno Y, Harada E, et al：Aerobic interval exercise training in the afternoon reduces attacks of coronary spastic angina in conjunction with improvement in endothelial function, oxidative stress, and inflammation. Coron Artery Dis 24：177-182, 2013.

7）Takahashi J, Nihei T, Takagi Y, et al：Prognostic impact of chronic nitrate therapy in patients with vasospastic angina：multicentre registry study of the Japanese coronary spasm association. Eur Heart J 36：228-237, 2015.

8）Nishigaki K, Inoue Y, Yamanouchi Y, et al：Prognostic effects of calcium channel blockers in patients with vasospastic angina--a meta-analysis. Circ J 74：1943-1950, 2010.

9）Yasue H, Mizuno Y, Harada E, et al：Effects of a 3-hydroxy-3-methylglutaryl coenzyme A reductase inhibitor, fluvastatin, on coronary spasm after withdrawal of calcium-channel blockers. J Am Coll Cardiol 51：1742-1748, 2008.

10）Ishii M, Kaikita K, Sato K, et al：Impact of statin therapy on clinical outcome in patients with coronary spasm. J Am Heart Assoc 5：pii：e003426, 2016.

11）Miyao Y, Kugiyama K, Kawano H, et al：Diffuse intimal thickening of coronary arteries in patients with coronary spastic angina. J Am Coll Cardiol 36：432-437, 2000.

12）Tsujita K, Sakamoto K, Kojima S, et al：Coronary plaque component in patients with vasospastic angina：a virtual histology intravascular ultrasound study. Int J Cardiol 168：2411-2415, 2013.

13）Takagi Y, Takahashi J, Yasuda S, et al：Prognostic stratification of patients with vasospastic angina：a comprehensive clinical risk score developed by the Japanese Coronary Spasm Association. J Am Coll Cardiol 62：1144-1153, 2013.

14）Ishii M, Kaikita K, Sato K, et al：Acetylcholine-provoked coronary spasm at site of significant organic stenosis predicts poor prognosis in patients with coronary vasospastic angina. J Am Coll Cardiol 66：1105-1115, 2015.

15）石井正将，ほか：冠攣縮性狭心症の危険因子・臨床的特徴・予後．最新冠動脈疾患学（下）．日本臨牀 74：48-53, 2016.

実践

Practice

冠攣縮（Spasm）

石井正将，坂本憲治，海北幸一，辻田賢一
（熊本大学大学院生命科学研究部循環器内科学）

Case 1

年齢：50歳代
性別：男性

既往歴：生来健康で，健康診断は毎年受けていたが，特に異常を指摘されたことはなかった。

現病歴：20XX年某日，会社へ出勤後，午前9時前に会社近くのタバコの自動販売機前で倒れているところを通行人が発見し，救急要請となった。バイスタンダーによる心肺蘇生法（CPR）および自動体外式除細動器（AED）作動があったが，救急隊到着時は心室細動波形であった。直流除細動器（DC）を5回繰り返したが自己心拍再開（ROSC）は得られず，病院到着後，アミオダロン300mg静注し，DCを行ったところROSCが得られ，前医に入院となった。

心電図で明らかなST-T変化は認めないものの，心エコーで左室駆出率の低下を認め，冠動脈病変の関与が疑われたため，緊急冠動脈造影を施行した。しかし，冠動脈に有意狭窄は認められず，心肺停止蘇生後に対して脳低温療法を施行した。

その後，順調に経過し，心室細動の原因精査ならびに植込み型除細動器（ICD）植込み術目的に当科へ紹介となった。

CPR：cardiopulmonary resuscitation
AED：automated external defibrillator
DC：direct current
ROSC：return of spontaneous circulation
ICD：implantable cardioverter defbrillator

診断

症状・家族歴

- 従来，胸痛や動悸などの自覚症状はなかった。
- 30本/日×24年間の喫煙歴があり，現喫煙者であった。
- 心肺停止となる前日に親族の葬式に参加し，精神的ストレスがあった。
- 虚血性心疾患の家族歴はなく，高血圧，糖尿病，脂質異常といった冠危険因子はなし。

検査

pH：potential of hydrogen
pCO₂：partial pressure of carbon dioxide
pO₂：partial pressure of oxygen
HCO₃⁻：hydrogen carbonate
BE：base excess
CK：creatine kinase
CK-MB：creatine kinase MB
AST：aspartate aminotransferase
ALT：alanine aminotransferase
LDH：lactic dehydrogenase

■血液検査

- 来院時の血液ガスで，水素イオン指数(pH) 7.039，二酸化炭素分圧(pCO₂) 39.4mmHg，酸素分圧(pO₂) 108mmHg，重炭酸イオン(HCO₃⁻) 10.6mmol/L，塩基余剰(BE) −19.0mmol/Lと代謝性アシドーシスを認めた。
- 来院時の血液検査で，心筋逸脱酵素(クレアチンキナーゼ〔CK〕547IU/L，クレアチンキナーゼMB分画〔CK-MB〕58IU/L，アスパラギン酸アミノトランスフェラーゼ〔AST〕385IU/L，アラニンアミノトランスフェラーゼ〔ALT〕220IU/L，乳酸脱水素酵素〔LDH〕931IU/L)の上昇あり，急性心筋梗塞による心室細動が疑われた。

■心電図

- 前医来院時のROSC後の心電図では，洞調律でQTc 566msecと延長を認めた(**図1**)。
- 当院紹介時の心電図では，洞調律でBrugada症候群を疑うST上昇やQT延長症候群を疑うQT延長は認めなかった(**図2**)。
- 前医の入院時の心電図でQT延長を認めていたため，エピネフリン負荷試験を施行した。QTc(control)＝461msec，QTc(peak)＝639msec，QTc(steady)＝547msecとなり，△corrected QTendは86msecであった(**図3**)。
- 直近のストレスの病歴があることと心電図でのQTc延長所見から，QT延長症候群の診断に至った[1]。
- △corrected QTend＝86msec＞35msecより，遺伝子型はLQT1が疑われた[2]。

図1　心電図（前医来院時，ROSC後）

前医の心電図は洞調律でQT延長を認める。

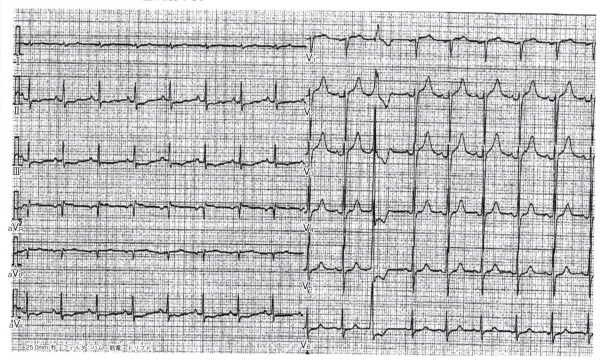

図2 心電図（当院紹介時）

当院の心電図では，洞調律でQT延長は認めない。

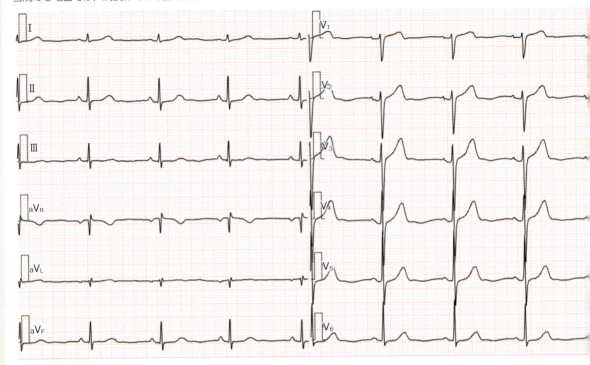

図3 心電図（エピネフリン負荷試験）

エピネフリン負荷によりQT延長を認める。

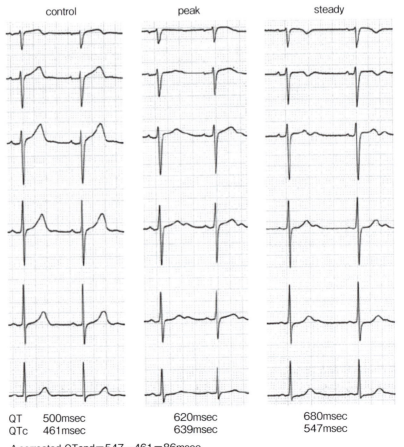

	control	peak	steady
QT	500msec	620msec	680msec
QTc	461msec	639msec	547msec

Δcorrected QTend＝547－461＝86msec

■心エコー図
- 左室壁運動は中隔，下壁基部〜心尖部，後壁中央部で軽度の収縮低下を認め，左室駆出率は53％と軽度低下していた。
- 左室径や壁厚は正常範囲で，明らかな弁膜症の所見は認めなかった。

■心臓カテーテル検査
- 喫煙歴があり，朝方の発作であったことから冠攣縮性狭心症を疑い，アセチルコリン負荷試験を施行したところ，胸部症状，虚血性の心電図変化を伴って左冠動脈にdiffuse spasm，右冠動脈＃3に100％のfocal spasmを認め（**図4**），冠攣縮性狭心症の診断に至った。Link➡Knowledge　診断　p73-74

図4　心臓カテーテル検査
a：左冠動脈
b：右冠動脈
アセチルコリン負荷にて左冠動脈にdiffuse spasm（**a**），右冠動脈にfocal spasmがあり（**b**），多枝冠攣縮を認める（→）。

a
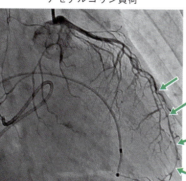
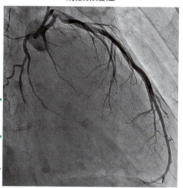

b
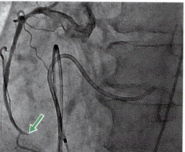
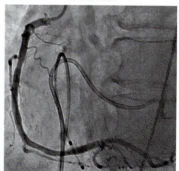

治療

- 検査結果より，冠攣縮性狭心症とQT延長症候群の診断に至った。
- 今回の心室細動の原因の判別は困難であったため，双方への内服加療および突然死の2次予防目的にICD植込み術を施行した[3]。
- 今回の発症時刻を考慮し，冠攣縮性狭心症に対してニフェジピン徐放薬を起床時と眠前に処方した。
- 冠攣縮抑制ならびに長期予後改善目的にスタチンを追加した[4,5]。**Link➡Knowledge** 　**治療　p75-76**
- QT延長症候群に対してビソプロロールを追加した。運動負荷心電図によるQTc間隔を指標に用量調整を行った[1]。

予後

- ICD植込み後，1年以上経過しているが，ICD作動なく経過している。
- 日本の冠攣縮研究会からの報告では，院外心停止の既往のある冠攣縮性狭心症患者は心血管イベントのハイリスク群であるため，注意深いフォローアップが必要である[6]。

Case 2

年齢：60歳代
性別：男性

既往歴：糖尿病，脂質異常症で内服加療を行っていた。
現病歴：20XX年Y月上旬より，週に1〜3回程度，早朝5時ころに安静時の胸部圧迫感が出現するようになった。
　　　　2カ月後に3日連続で早朝に胸部圧迫感を自覚したため，その翌日にかかりつけ医を受診した。心電図にて，Ⅲ，aVF誘導に陰性T波の出現を認め，不安定狭心症疑いで精査加療目的に当科へ紹介となった。

診断

症状・家族歴

- 早朝のみの胸部圧迫感の症状があり，1日20本，45年間の現喫煙歴があることから，冠攣縮性狭心症が疑われる。
- 虚血性心疾患の家族歴なし。

検査

hs-TnT：high sensitivity cardiac troponin T

■血液検査
- 当院受診時の血液検査では，CK 70IU/L，CK-MB 11IU/L，高感度トロポニンT（hs-TnT）＜0.0030ng/mLと，心筋逸脱酵素の上昇は認めない。

■心電図
- 前医受診時の心電図でⅢ，aVF誘導に陰性T波を認めるが，当院受診時の心電図では，Ⅲ，aVF誘導の陰性T波は消失し，陽転化を認める（**図5**）。

図5 心電図
a：前医受診時
b：当院受診時
前医受診時(a)はⅢ，aV_Fに陰性T波を認めるが，当院受診時(b)は陽転化している。

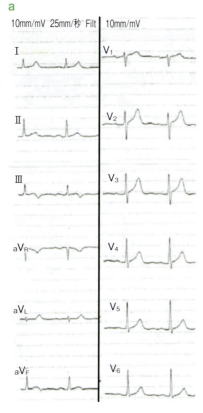
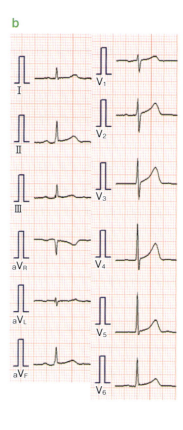

■心エコー図
- 左室壁運動は下壁〜中隔が軽度低下していたが，その他の部位の収縮は保たれており，左室駆出率は59%であった。
- 左室壁肥厚や左室内腔拡大なく，軽度の僧帽弁閉鎖不全症を認める以外は有意な弁膜症を認めなかった。

■心臓カテーテル検査
- 不安定狭心症の診断で心臓カテーテル検査を施行。左冠動脈には有意狭窄なく，右冠動脈＃2に50〜75%狭窄を認めた(**図6**)。
- 血流予備量比(FFR)0.90と有意な低下は認めなかったが，血管内エコー法(IVUS)および光干渉断層法(OCT)では，病変部に赤色血栓を疑う所見あり，OCTでは高密度(high density)の皮膜で覆われた無構造領域を認めており，強い冠攣縮による内膜−中膜離開をきたした後に内腔面に血栓が付着した状態になっていると考えられる。
- 早朝安静時の症状であり，冠攣縮の関与が強く疑われたため，カルシウム拮抗薬および硝酸薬の休薬後に後日，アセチルコリン負荷試験を施行した(**図7**)。胸部症状，虚血性心電図変化を伴って，左冠動脈ではdiffuse spasm，右冠動脈では器質的病変部位でfocal spasmを認め，完全閉塞となり，冠攣縮性狭心症の診断となった。

Link➡Knowledge 診断 p73-74

FFR：fractional flow reserve
IVUS：intravascular ultrasound
OCT：optical coherence tomography

図6 心臓カテーテル検査

右冠動脈#2に50〜75％狭窄を認める（a）。IVUS（b）およびOCT（c）では，病変部に赤色血栓を疑う所見あり，OCT（c）では高密度（high density）の皮膜で覆われた無構造領域を認め，強い冠攣縮による内膜−中膜離開をきたした後に内腔面に血栓（→）が付着した状態と考えられる。

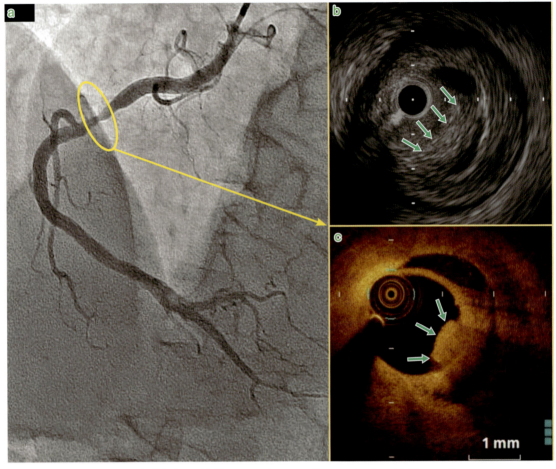

(Sakamoto K, et al : Novel IVUS/OCT findings with blister formation suggesting a mechanism of ACS caused by coronary vasospasm. JACC Cardiovasc Interv, submitted)

治療

- 検査結果より，責任病変は右冠動脈#2の病変と考えられ，同部位に冠攣縮の合併が考えられた。
- 冠攣縮に対してジルチアゼム徐放薬を起床時，眠前に追加した。
- 右冠動脈#2の内腔は，最小血管内腔面積 3.5mm^{2}と保たれており，FFR 0.90と機能的虚血所見なく，二期的に行った冠動脈造影ならびに血管内イメージング所見でも血栓の増悪所見を認めなかったため，同部位への経皮的冠動脈インターベンション（PCI）は施行せずに抗血小板薬，スタチンによる薬物治療で経過観察の方針とした。

PCI：percutaneous coronary intervention

図7 心臓カテーテル検査

a：左冠動脈
b：右冠動脈

アセチルコリン負荷試験を施行したところ，左冠動脈はdiffuse spasmを(a)，右冠動脈は器質的病変部位でfocal spasmを認める(b)。

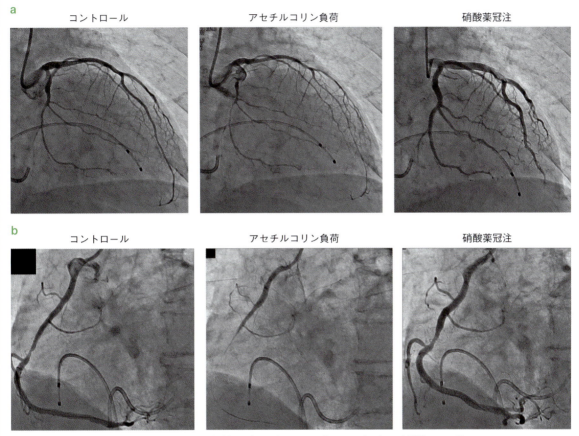

(Sakamoto K, et al：Novel IVUS/OCT findings with blister formation suggesting a mechanism of ACS caused by coronary vasospasm. JACC Cardiovasc Interv, submitted)

予後

- 本症例のように，有意狭窄と冠攣縮の部位が一致する症例は，将来的な心血管イベントのハイリスク群であるため，注意深いフォローアップが必要である[7]。

Case 3

年齢：50歳代
性別：男性

現病歴：高血圧で近医加療中であった。右腎の珊瑚状結石を健診で指摘され，泌尿器科を受診。珊瑚状結石に対する経皮的腎結石破砕術目的に泌尿器科に入院となり，全身麻酔下に手術が施行された。術中は特に問題なかったが，麻酔から覚醒後に胸痛の訴えがあり，心電図にてV_3〜V_5にST上昇を認めたため，当科に紹介となった。

診断

症状・嗜好歴

- 以前に，就寝中（午前2時ころ）に10分程度続く胸痛発作の既往あり。
- 1日20本，29年間の喫煙歴がある。
- 虚血性心疾患の家族歴なし。

検査

■血液検査

- CK 1,384IU/L，CK-MB 143IU/L，hs-TnT 1.8630ng/mLと，心筋逸脱酵素の上昇を認めた。

■心電図

- 発症時の心電図では，V_3〜V_5にST上昇を認めた。翌日の心電図では，V_2〜V_5 ST上昇，V_2，V_3 poor R wave progressionを認め，2日後，5日後には陰性T波が顕著となった。Ⅱ，Ⅲ，aV_Fにも翌日よりST上昇を認め，持続していた（**図8**）。**Link➡ Knowledge　診断　p72**

■心エコー図

- 左室壁運動は前壁中隔の中央部から心尖部まで無収縮で，心尖部は側壁以外，無収縮の状態。基部は全周性に過収縮であった（**図9**）。

■心臓カテーテル検査

- 心電図でのST上昇を認め，緊急冠動脈造影を施行した。左前下行枝＃7に75％狭窄を認めたが，この器質的狭窄のみでST上昇をきたした可能性は低いと考えられた。左室造影では，心エコーの所見と同様に心尖部が無収縮で心基部が過収縮の所見を認め，当初はたこつぼ型心筋症が疑われた。
- 冠攣縮による急性心筋梗塞が疑われたため，慢性期アセチルコリン負荷試験を施行したところ，胸部症状および虚血性ST-T変化を伴って左前下行枝＃7に99％狭窄を認めた（**図10**）。**Link➡Knowledge　診断　p73-74**
- 左前下行枝＃7の75％狭窄に対して虚血評価目的にFFR検査を施行したが，1.0で有意な低下は認めなかった。

■心臓核医学検査

- TI-201心筋血流シンチグラフィおよびI-123 βメチル-P-ヨードフェニルペンタデカン酸（BMIPP）シンチグラフィでは，血流低下部位に一致して脂肪酸代謝障害の所見を認めた（**図11**）。I-123 メタヨードベンジルグアニジン（MIBG）心筋シンチグラフィでは有意な所見を認めなかった。

BMIPP：β-methyl-p-iodophenyl-pentadecanoic acid
MIBG：metaiodobenzylguanidine

図8 心電図

発症時の心電図で，V_3〜V_5にST上昇を認める。1日後，V_2〜V_5 ST上昇，V_2, V_3 poor R wave progressionを認め，2日後，5日後には陰性T波が顕著となっている。Ⅱ，Ⅲ，aV_Fでも1日後よりST上昇を認める。

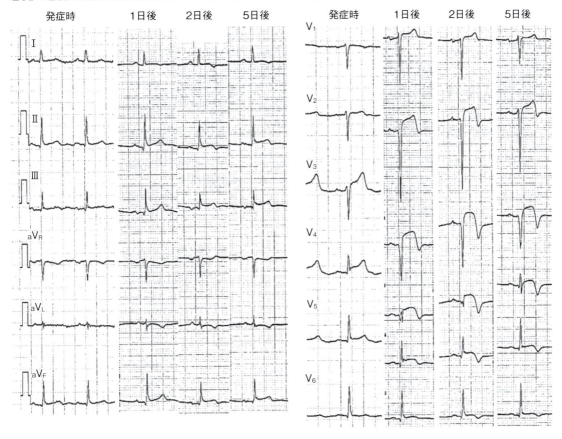

図9 左室造影検査

a：拡張期
b：収縮期
心尖部の無収縮（▶），心基部の過収縮（→）を認める。

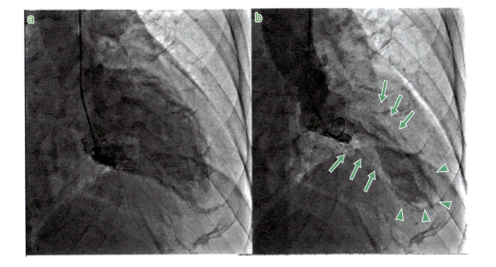

冠攣縮（Spasm）

図10 心臓カテーテル検査(左冠動脈)
アセチルコリン負荷にて左前下行枝♯7に99%狭窄を認める。矢印(→)は冠攣縮部位を表す。

コントロール　　　　　　　アセチルコリン負荷　　　　　　硝酸薬冠注

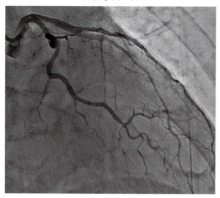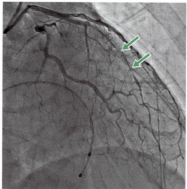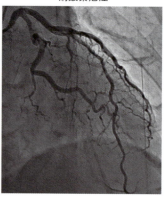

図11 心臓核医学検査
a：BMIPP
b：Tl
Tlによる心尖部領域の血流低下部位に一致してBMIPPでの脂肪酸代謝障害の所見を認める。

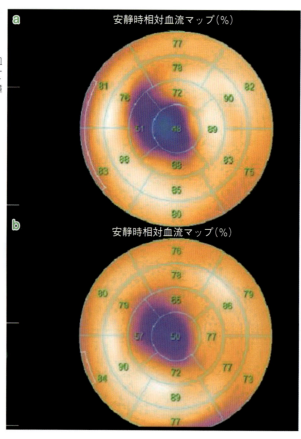

治療

ACE : angiotensin converting enzyme

- 当初，たこつぼ型心筋症が疑われたが，最終的には冠攣縮による急性心筋梗塞と判断した。
- 急性心筋梗塞に対して抗血小板薬，アンジオテンシン変換酵素（ACE）阻害薬，β遮断薬，スタチンによる薬物治療を行い，冠攣縮に対してニフェジピン徐放薬，ニコランジルを併用した。**Link➡Knowledge　治療　p75-76**

予後

MINOCA : myocardial infarction with non-obstructive coronary arteries

- 本症例は，閉塞血管のない急性心筋梗塞であるMINOCAの症例である。
- MINOCAは，閉塞血管のある急性心筋梗塞と比べ12カ月後の予後はよいとする報告がある一方で，同等とする報告もある。有意な器質的狭窄がないからといって油断はできず，慎重に経過をみる必要がある[8]。

> **200字でまとめるKey Sentence**
>
> MINOCAとは，冠動脈造影にて閉塞血管（50%≧）のない急性心筋梗塞のことをいう。
> 近年注目されている病態であり，原因として冠攣縮，冠微小循環障害，冠微小血管攣縮，冠動脈塞栓などの冠動脈由来のほか，心筋炎や心筋症，凝固障害，頻拍誘発性，肺動脈塞栓症など多岐にわたる。
> 原因によって予後が異なるため，冠攣縮誘発試験や造影MRI，血液凝固障害のスクリーニングなどの検査による鑑別診断が重要である。

文献

1）日本循環器学会：循環器の診断と治療に関するガイドライン. QT延長症候群（先天性・二次性）とBrugada症候群の診療に関するガイドライン（2012年改訂版）.

2）Shimizu W, Noda T, Takaki H, et al : Diagnostic value of epinephrine test for genotyping LQT1, LQT2, and LQT3 forms of congenital long QT syndrome. Heart Rhythm 1 : 276-283, 2004.

3）日本循環器学会：循環器の診断と治療に関するガイドライン. 不整脈の非薬物治療ガイドライン（2011年改訂版）.

4）Yasue H, Mizuno Y, Harada E, et al : Effects of a 3-hydroxy-3-methylglutaryl coenzyme A reductase inhibitor, fluvastatin, on coronary spasm after withdrawal of calcium-channel blockers. J Am Coll Cardiol 51 : 1742-1748, 2008.

5）Ishii M, Kaikita K, Sato K, et al : Impact of statin therapy on clinical outcome in patients with coronary spasm. J Am Heart Assoc 5 : pii : e003426, 2016.

6）Takagi Y, Takahashi J, Yasuda S, et al : Prognostic stratification of patients with vasospastic angina : a comprehensive clinical risk score developed by the Japanese Coronary Spasm Association. J Am Coll Cardiol 62 : 1144-1153, 2013.

7）Ishii M, Kaikita K, Sato K, et al : Acetylcholine-provoked coronary spasm at site of significant organic stenosis predicts poor prognosis in patients with coronary vasospastic angina. J Am Coll Cardiol 66 : 1105-1115, 2015.

8）Pasupathy S, Tavella R, Beltrame JF : The what, when, who, why, how and where of myocardial infarction with non-obstructive coronary arteries (MINOCA). Circ J 80 : 11-16, 2016.

冠攣縮（Spasm）

基礎知識

Knowledge

多枝疾患ST上昇型心筋梗塞患者の治療

中川義久（天理よろづ相談所病院循環器内科）

- ST上昇型心筋梗塞（STEMI）の治療は，迅速に梗塞責任血管の再開通を達成することが重要である。
- STEMI患者の約半数が梗塞責任血管以外にも狭窄病変をもつ多枝疾患である。
- 梗塞責任血管と非責任血管の病変の全部を一期的に治療して完全血行再建の達成を目指す戦略と，急性期には梗塞責任血管に限って経皮的冠動脈インターベンション（PCI）を施行する戦略がある。
- 上記の戦略を比較した臨床研究は存在するが，結論は定まっていない。
- 心原性ショックを合併したSTEMI患者では，一期的に完全血行再建を達成することが救命につながる。

STEMI：ST-segment elevation myocardial infarction
PCI：percutaneous coronary intervention

STEMI治療におけるprimary PCI

- STEMIの予後は，発症からいかに迅速に梗塞責任血管の再開通を達成できるかに依存している。梗塞責任血管の再開通療法は通常，発症から6時間以内で，かつ院内に到着してから90分以内に達成することが目標とされている。
- 梗塞責任血管に対して速やかに再開通療法を施行することは広く受け入れられている。
- STEMIの急性期に閉塞した梗塞責任血管に対する再疎通の方法は，血栓溶解薬とPCIがあるが，2003年Lancet誌に報告された23の無作為化比較試験のまとめで，PCIのほうが血栓溶解療法より予後を改善すると報告された[1]。STEMIに対する予後改善効果は，血栓溶解療法よりもPCIが勝ることが明示され，標準的な治療法となった。このように，STEMI急性期に再開通療法としてPCIを行うことをprimary PCIという。

DES：drug-eluting stent

- primary PCIにおいては，薬剤溶出性ステント（DES）を用いて治療することが一般的になっている。

多枝疾患患者へのPCI戦略

- STEMI患者に対して緊急再開通療法を前提として冠動脈造影を行った場合に，**梗塞責任血管以外にも狭窄病変をもつ多枝疾患であることは珍しいことではない。STEMI患者の50％程度の患者が多枝疾患をもつといわれる**[2]。
- 多枝疾患をもつ患者に対して，急性期の再開通療法としてのPCI施行時に梗塞責任血管に限定して治療を施行するのがよいのか，責任血管に加えて責任血管ではない病変に対しても同時に治療を施行するのがよいのかについての議論が活発化している。また，同時に施行しないのであれば，どのタイミングで治療するのがよいのかなどについても議論がある。
- 議論の背景として，DESの性能が向上し，さらに抗血小板薬に代表される補助薬物療法の進歩によって，PCI合併症が減少し治療成績が改善したことが大きい。
- 多枝疾患STEMI患者へのPCI戦略の種類について，**図1**に概要を示す。まず，**急性期の緊急PCI施行時に責任血管病変と非責任血管病変の全部を一度に治療して完全血行再建（complete revascularization）の達成を目指すという戦略と，急性期には梗塞責任血管に限ってPCIを施行し血行再建する戦略がある（culprit-only revascularization）。** Link▶Practice Case 1 p101-103, Case 2 p104-106, Case 3 p108-109
- 急性期に非責任血管病変にPCIを施行しない場合に，その後に続く戦略として多彩な選択肢がある。
- 急性期の造影所見で同定された狭窄部を，数日〜数週間以内に予定してPCIを行う場合をstaged PCIという。Link▶Practice Case 1 p101-103　このPCIをSTEMI患者の入院中に行うか，退院後に日をあらためて施行するかの選択がある。
- 非梗塞責任血管の病変へのPCIの適応を判断するために，まず十分な内科的治療を行ったうえで虚血症状が残存すればPCIの適応と判断する戦略もある。
- 虚血症状がなくとも虚血が証明された場合にPCIを追加する戦略もある。

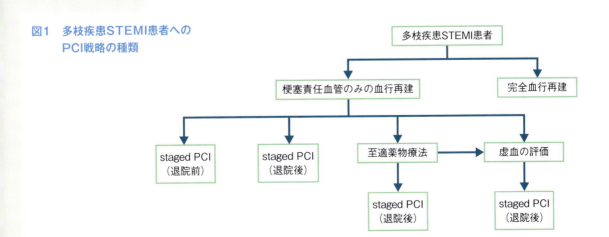

図1　多枝疾患STEMI患者へのPCI戦略の種類

多枝疾患ST上昇型心筋梗塞患者の治療　93

海外における治療成績

- 海外では，多枝疾患STEMI患者の治療戦略について介入試験が行われている。その代表的なものを紹介する。

PRAMI試験[3]

- STEMIで梗塞責任血管以外の冠動脈に有意狭窄を認める多枝疾患患者のprimary PCIにおいて，梗塞責任血管へのPCI終了後に安定している患者を，梗塞責任血管へのPCIに加えて非責任血管にも急性期に一期的にPCIを施行する戦略（preventive PCI）と，梗塞責任血管にのみPCIを施行する戦略（no preventive PCI）とに分けて比較した多施設無作為化オープンラベル試験である。
- イギリスの5施設で行われ，対象患者数は465例（preventive 234例，no preventive 231例）であった。
- 平均23カ月の追跡で，1次エンドポイント（心臓死，非致死的心筋梗塞，難治性狭心症の複合エンドポイント）の発生はpreventive PCI群で有意に低かった（75% vs 90%，ハザード比 0.35，95%信頼区間 0.21～0.58，p＜0.001）（図2）[3]。
- 本試験のno preventive PCI群では，非責任血管病変を原因とする心筋梗塞や難治性狭心症に陥らない限りは非責任血管へのPCIは行われておらず，staged PCIとは異なることに注意が必要である。

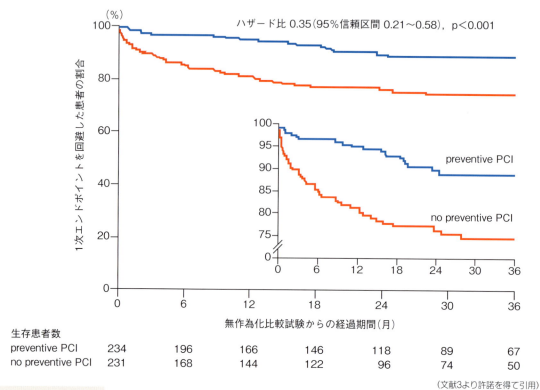

図2　PRAMI試験
preventive PCI群とno preventive PCI群の1次エンドポイント回避のカプランマイヤーカーブ。
1次エンドポイントは心臓死，非致死的心筋梗塞，難治性狭心症の複合エンドポイント。

（文献3より許諾を得て引用）

CvLPRIT試験[4]

- primary PCIを施行した発症後12時間以内のSTEMI患者において，責任血管以外に血管造影上有意な狭窄を認めた場合に，非責任血管も含めたDESによる完全血行再建群と責任血管のみの血行再建群を比較した試験である。

- 完全血行再建群と責任血管限定血行再建群を比較すると，DESの使用は96% vs 91%，ステント数は3本 vs 1本，総手技時間は55分 vs 41分，造影剤量は250mL vs 190mLであった。

- 全死亡，再梗塞，心不全，再PCIの複合エンドポイントの評価において，完全血行再建群の発生率が，12カ月の時点で有意差をもって低値で，予後良好と結論付けられた（10% vs 23%，p<0.009）。

- 本試験においても，責任血管限定血行再建群はstaged PCIではないことに留意しておく必要がある。

DANAMI-3-PRIMULTI試験[5]

FFR：fractional flow reserve

- 多枝疾患をもつSTEMI患者において，血流予備量比(FFR)による生理学的な虚血評価に基づいて適応を判断して完全血行再建を行う治療戦略と，血行再建を責任血管へのprimary PCIのみにとどめる戦略の2群で臨床的アウトカムの比較を行った試験である。

- FFRで治療適応を判断したことにより，完全血行再建群の31%が血行再建を受けていない。

- 1次エンドポイントである全死亡，再梗塞，虚血を確認した心筋梗塞の非責任病変に対する再血行再建術の複合で，FFRガイド下非責任血管治療による完全血行再建の有効性を示した（15% vs 25%，p<0.004）。

- 本試験は，梗塞責任血管以外に侵襲的治療を行わない群と，退院前にFFRガイド下完全血行再建を行う群に，PCI直後にランダム化したものである。完全血行再建群はstaged PCIによるものである。

STEMI治療のガイドライン[6]

ACC：American College of Cardiology
AHA：American Heart Association
SCAI：The Society for Cardiovascular Angiography and Interventions

- アメリカ心臓病学会(ACC)/アメリカ心臓協会(AHA)/心臓血管造影検査インターベンション学会(SCAI)によるガイドライン(2015 ACC/AHA/SCAI focused update on primary PCI)では，多枝疾患STEMIへの治療戦略については簡単な記述にとどまっている段階である。STEMI患者での梗塞責任血管以外の有意狭窄の治療に関しては，適応はClass Ⅱbであり，エビデンスレベルはBとなっている。

- 患者を選択してPCIを行うことや，血行動態が安定している場合の多枝疾患例では，一期的にその場でPCIを行うか，staged PCIを行うか検討が必要であることが記されている。

日本人における治療成績

- わが国では無作為化比較試験はなく，レジストリデータからの観察研究の解析結果が報告されている．ToyotaらのCREDO-Kyoto AMIレジストリを用いた報告である[7]．
- STEMI患者に対して，急性期のprimary PCI施行後に残存した非梗塞責任病変にstaged PCIを施行した群（staged PCI群）と，梗塞責任病変のみの治療を行った群（culprit-only PCI群）を比較している．
- 5年間の観察期間で，全死亡においてstaged PCI群で有意に少なく，予後に優れていた（9.5% vs 16.0%，ハザード比 0.69，95%信頼区間 0.50～0.96，$p<0.001$）（図3）[7]．

図3 日本人のSTEMI患者での治療戦略の比較
staged PCI群において，culprit-only PCI群に対して生命予後が有意に優れていた．

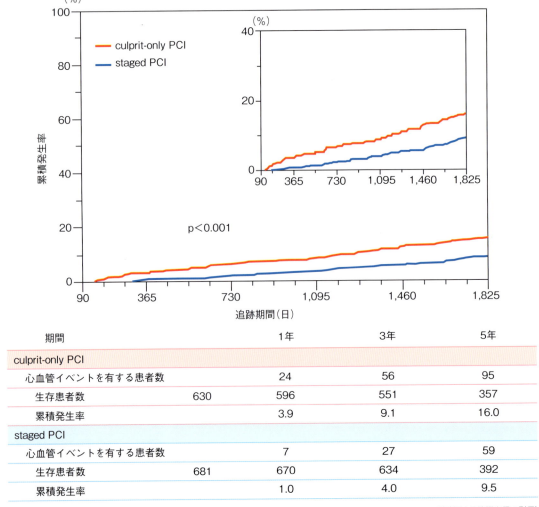

期間		1年	3年	5年
culprit-only PCI				
心血管イベントを有する患者数		24	56	95
生存患者数	630	596	551	357
累積発生率		3.9	9.1	16.0
staged PCI				
心血管イベントを有する患者数		7	27	59
生存患者数	681	670	634	392
累積発生率		1.0	4.0	9.5

（文献7より許諾を得て引用）

心原性ショック症例への対応

- STEMIに心原性ショックもしくは心停止を合併した場合には，救命のためにいっそう完全な血行再建の達成が必要と考えられる。この問題に対して，フランスから報告された観察研究がある[8]。
- 対象は多枝疾患STEMIの169例である。culprit-only primary PCI群の130例と，multivessel primary PCI群の66例を比較している。
- 全死亡，再梗塞，梗塞責任血管以外の再PCIの複合エンドポイントでの評価で，27カ月において有意差をもってmultivessel primary PCI群の生存率が良好であった（20.4% vs 43.9%，p＝0.002）。
- 心原性ショックを合併しているSTEMIの場合，緊急時にその場で梗塞責任血管以外の病変に対してもPCIを行う，もしくはstagedでPCIを行うことは予後を改善する可能性が高いと考えられる。**Link➡Practice　Case 2　p104-106**

治療戦略による得失の比較

- 多枝疾患STEMIへの多彩な治療戦略があることを，ここまで紹介してきた。次にそれぞれの戦略の得失を考えてみたい。
  ①culprit vessel-only PCI戦略
   急性期に梗塞責任血管のみを治療し，慢性期に虚血の有無，PCIの必要性について評価したうえで残枝へのPCIの適応を考える。
  ②multivessel primary PCI戦略
   急性期に責任血管および非責任血管の病変すべてに同時にPCIを行う。**Link➡Practice　Case 2　p104-106，Case 3　p108-109**
  ③staged PCI戦略
   急性期には責任血管にのみPCIを施行し，慢性期に非責任血管にPCIを行う。**Link➡Practice　Case 1　p101-103**
- この3つの得失について示したものが**表1**である。これは，Batesらの論文に基づいて考察したものである[9]。
- 日本でPCIに携わる者の一般的な感覚では，急性期に責任血管のみへのPCIを施行し，退院前に残枝にPCIを施行して退院させることが通常である。**現状においては，STEMIの急性期に一期的に梗塞責任血管と非梗塞責任血管すべてにPCIを行う戦略は一般化しないと考えられる。**
- 筆者は，自分自身がPCIの研修中であった時期に次のような教えを受けてきた。「**急性心筋梗塞の急性期のPCIは責任病変だけにしろ！ ほかの病変は落ちついてから日をあらためて治療しろ！**」というものである。この教えは，まだまだ通用するものと考える。
- 一方で，PCIの技術や器具の進歩によって，責任血管の再開通に成功した患者において，引き続いて他枝に同時にPCIを施行しても，十分に耐えられる患者群がいることも事実である。

多枝疾患ST上昇型心筋梗塞患者の治療　97

- 心原性ショックの患者においては，より完全血行再建が必要であり，急性期に一期的に治療を行うことの妥当性は高いと考えられる。認知症などを伴う高齢者で複数の手技に耐えることのできない患者などで，急性期に一期的に治療するmultivessel primary PCI戦略が有効な場面もあると考えられる。**個々の症例での得失を十分に考えて治療戦略を選択することが求められる。** Link➡Practice Case 2 p104-106, Case 3 p108-109

表1 多枝疾患STEMIへの治療戦略による得失の比較

治療戦略	内容	長所	短所
culprit vessel-only PCI	急性期には責任血管にのみPCI ↓ 慢性期に，虚血症状がある，または虚血証明に基づき非責任血管にPCI	・造影剤量の低減 ・PCI合併症の低減	・再血行再建手技増加の可能性 ・左心機能回復遅延の可能性
multivessel primary PCI	急性期に，責任血管および非責任血管の病変すべてに同時にPCI	・入院期間の短縮 ・血行再建手技の減少	・PCI手技時間の延長 ・造影剤量の増加 ・周術期心筋梗塞の増加 ・不必要なPCI施行の懸念
staged PCI	急性期には責任血管にのみPCI ↓ 慢性期に非責任血管にPCI	・造影剤量の低減 ・非責任血管へのPCIの得失を考慮する時間が確保可能	・穿刺部合併症増加の可能性 ・PCI手技コストの増大

（文献9より改変引用）

Check Point

ポイントとなる検査：FFR
- 冠動脈造影検査は，STEMIを含む虚血性心疾患の診断においてgold standardとして位置付けられる。造影によって得られた画像情報での狭窄の程度に基づいて判断することを解剖学的評価法という。
- 一方で，狭窄病変によって虚血が生じうるかどうかを判断する機能的評価法がある。その代表がFFRである。
- FFRはfractional flow reserveの略で，「血流予備量比」と訳される。狭窄血管の最大血流量/正常血管の最大血流量比を指標として示される。このFFRの指標に基づいて，機能的に虚血が証明された病変に対してのみPCIを施行することで予後が改善することが確認されている。Link➡Practice Case 1 p101-103

上達へのコツ

PCIにおいて造影剤は，必要不可欠な体内診断薬である．その一方で，造影剤腎症とよばれる急性の腎障害を引き起こしうることを認識しておく必要がある．

造影剤腎症の定義は，ガイドラインでは「ヨード造影剤投与後，72時間以内に血清クレアチニン(SCr)値が前値より0.5mg/dL以上または25%以上増加した場合」とされている[10]．多くは1週間程度で回復するが，糖尿病・心不全・高齢者，すでに腎障害を有している患者などでは発生率は高く，ときに不可逆的な腎不全に陥るケースもある．

多枝疾患STEMI患者に対して，急性期に一期的に全病変を治療することは必然的に造影剤腎症の可能性を高める懸念があることを認識し，慎重に適応を判断する必要がある．

文献

1) Keeley EC, Boura JA, Grines CL : Primary angioplasty versus intravenous thrombolytic therapy for acute myocardial infarction : a quantitative review of 23 randomized trials. Lancet 361 : 13-20, 2003.
2) Park DW, Clare RM, Schulte PJ, et al : Extent, location, and clinical significance of non-infarct-related coronary artery disease among patients with ST-elevation myocardial infarction. JAMA 312 : 2019-2027, 2014.
3) Wald DS, Morris JK, Wald NJ, et al : Randomized trial of preventive angioplasty in myocardial infarction. N Engl J Med 369 : 1115-1123, 2013.
4) Gershlick AH, Khan JN, Kelly DJ, et al : Randomized trial of complete versus lesion-only revascularization in patients undergoing primary percutaneous coronary intervention for STEMI and multivessel disease : the CvLPRIT trial. J Am Coll Cardiol 65 : 963-972, 2015.
5) Engstrøm T, Kelbæk H, Helqvist S, et al : Complete revascularisation versus treatment of the culprit lesion only in patients with ST-segment elevation myocardial infarction and multivessel disease (DANAMI-3-PRIMULTI) : an open-label, randomized controlled trial. Lancet 386 : 665-671, 2015.
6) Levine GN, Bates ER, Blankenship JC, et al : 2015 ACC/AHA/SCAI focused update on primary percutaneous coronary intervention for patients with ST-elevation myocardial infarction : an update of the 2011 ACCF/AHA/SCAI guideline for percutaneous coronary intervention and the 2013 ACCF/AHA guideline for the management of ST-elevation myocardial infarction. J Am Coll Cardiol 67 : 1235-1250, 2015.
7) Toyota T, Shiomi H, Taniguchi T, et al : Culprit vessel-only vs. staged multivessel percutaneous coronary intervention strategies in patients with multivessel coronary artery disease undergoing primary percutaneous coronary intervention for ST-segment elevation myocardial infarction. Circ J 80 : 371-378, 2016.
8) Mylotte D, Morice MC, Eltchaninoff H, et al : Primary percutaneous coronary intervention in patients with acute myocardial infarction, resuscitated cardiac arrest, and cardiogenic shock : the role of primary multivessel revascularization. JACC Cardiovasc Interv 6 : 115-125, 2013.
9) Bates ER, Tamis-Holland JE, Bittl JA, et al : PCI strategies in patients with ST-segment elevation myocardial infarction and multivessel coronary artery disease. J Am Coll Cardiol 68 : 1066-1081, 2016.
10) 日本腎臓学会，日本医学放射線学会，日本循環器学会(編)：腎障害患者におけるヨード造影剤使用に関するガイドライン2012. 東京医学社，東京，2012, p3-5.

実　践

Practice

多枝疾患ST上昇型心筋梗塞患者の治療

中川義久（天理よろづ相談所病院循環器内科）

Case 1

年齢：50歳代
性別：男性

主　訴：胸部絞扼感。

既往歴：3年前から階段昇降時などの労作時に胸痛があり，狭心症の診断を受けていた。冠動脈造影などの精査を勧められていたが，拒否していた。2週間前から胸痛発作の頻度が増していたが，受診していなかった。

現病歴：20XX年某日，午前10時ころに職場での会議中に激しい胸部絞扼感があり，ニトログリセリン舌下錠を2錠服用したが改善がなく，救急車が要請され来院した。

冠危険因子：高血圧，脂質異常症。

診断

症状

- 自覚症状の変化から，安定狭心症であった患者が不安定化してきている病態が推察される。
- 背景に冠危険因子も集積しており，急性冠症候群が強く疑われる。

検査

STEMI：ST-segment elevation myocardial infarction

EF：ejection fraction
LADs：left atrial dimensions
LVDd：left ventricular end-diastolic diameter
MR：mitral regurgitation
AR：aortic regurgitation
TR：tricuspid regurgitation
PR：pulmonary regurgitation
CK：creatine kinase
CK-MB：creatine kinase MB
H-FABP：heart-type fatty acid-binding protein

■心電図

- 下壁誘導（Ⅱ，Ⅲ，aV_F）でST上昇を，さらに前胸部誘導で対側性のST低下を認め，急性冠症候群のなかでもST上昇型心筋梗塞（STEMI）と考えられる（**図1**）。

■心エコー図

- 下壁から後壁にかけて壁運動低下を認めた。
- 駆出率（EF）53%，左房径（LADs）41mm，左室拡張末期径（LVDd）44mm，僧帽弁逆流（MR）/大動脈弁逆流（AR）/三尖弁逆流（TR）/肺動脈弁逆流（PR）trivial。

■血液検査

- クレアチンキナーゼ（CK）220IU/L，クレアチンキナーゼMB分画（CK-MB）12IU/L，トロポニンT 陽性，心臓型脂肪酸結合蛋白（H-FABP）陽性。

図1 心電図所見
下壁誘導（Ⅱ，Ⅲ，aV_F）でST上昇を，前胸部誘導で対側性のST低下を認める。

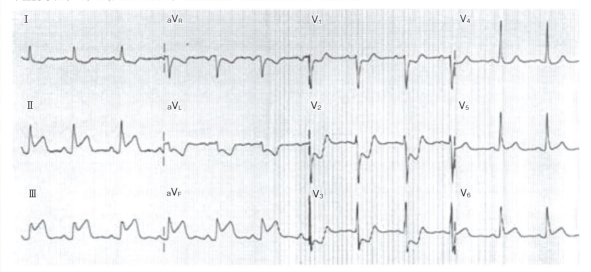

治療

- 発症1時間で来院したSTEMI患者である。
- トロポニンは陽性だが，CKの上昇はなく，発症早期に来院している。迅速な再開通療法の恩恵を受けることが期待される患者である。
- 直ちに緊急冠動脈造影およびprimary PCIを目指して心臓カテーテル検査室に搬送された。

PCI：percutaneous coronary intervention

緊急冠動脈造影・primary PCI

RCA：right coronary artery
LCX：left circumflex artery
TIMI：thrombolysis in myocardial infarction

- 右冠動脈（RCA）#2に完全閉塞（図2a），左回旋枝（LCX）#13に75％狭窄（図3a）を認めた。
- RCA #2を梗塞責任病変と判断し，直ちにprimary PCIを開始した。ガイドワイヤーの通過は容易であった。
- 血栓吸引療法を行った後にステント留置を行い（図2b），TIMI-3の再開通を得ることに成功した（図2c）。door to balloon timeは38分であった。
- 本症例においては，LCX #13の病変は高度ではなく，同時に一期的にPCIを行う必要はないと判断し，急性期には梗塞責任血管のみを治療した。**Link➡Knowledge** 多枝疾患患者へのPCI戦略　p93

CCU：coronary care unit

- 経過は良好で，冠動脈疾患集中治療室（CCU）から循環器内科一般病棟に移動し，リハビリを進めた後に，入院10日目にLCX #13への治療を念頭に置いて冠動脈造影を行った。

FFR：fractional flow reserve

- LCX #13の狭窄は肉眼的な評価では高度病変ではなかったため（図3a），この病変の治療適応を血流予備量比（FFR）で評価することにした。同病変のFFR値は0.75であった。FFRによる機能的評価では，FFR値0.8以下が有意な虚血ありと判断される

ため，引き続き同部位にPCIを施行した。Link▶Knowledge　Check Point　p98
- LCX本幹にステント留置し，側枝を仕上げるためにキッシングバルーン法で後拡張を行った（**図3b**）。良好な仕上がりでPCIを終了した（**図3c**）。

図2　梗塞責任血管の造影所見
矢印（→）部分に完全閉塞を認める（**a**）。ステントを留置し（**b**），再開通療法に成功した（**c**）。

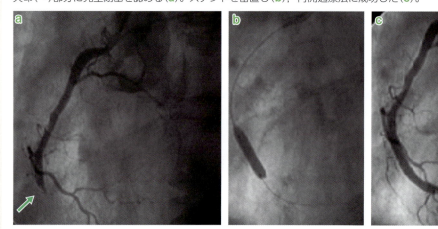

図3　非梗塞責任血管の造影所見
矢印（→）部分に狭窄病変を認める（**a**）。FFRで治療適応を評価した後にPCIを施行し（**b**），良好な血行再建に成功した（**c**）。

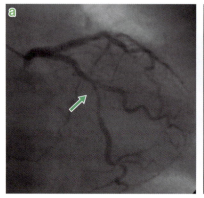 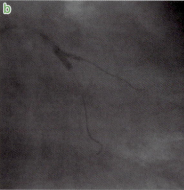 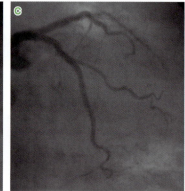

予後・考察

- 本症例はRCAが梗塞責任血管, LCXが非梗塞責任血管であった。
- 急性期には梗塞責任血管に限ってPCIを施行する戦略を選択した(culprit-only revascularization)。非梗塞責任血管の病変は, 同一入院中の退院前にstaged PCIとして施行した。結果として退院前に完全血行再建を達成している。**Link➡ Knowledge　多枝疾患患者へのPCI戦略　p93**
- 手技を2回に分けて行うことにより, 1回の手技あたりの造影剤使用量を抑制することが可能となった。
- 本症例に対して, 急性期に一期的に非梗塞責任血管にも同時にPCIを施行することは技術的には可能であったかもしれない。しかし, その場合にはLCXの治療で, キッシングバルーン法などの複雑な手技を用いて緻密に処理することはできなかったと考えられる。
- DANAMI-3-PRIMULTI試験の結果から, 多枝疾患を有するSTEMI患者において, primary PCI後のFFRガイド下完全血行再建は, 梗塞責任血管単独血行再建と比較し有意に心血管の複合イベントリスクを低下させると報告されている[1]。**Link➡ Knowledge　海外における治療成績　p95**
- 本症例でも非梗塞責任血管のPCIの適応をFFRで評価して方針を決定しており, よりエビデンスに基づいた治療戦略を選択することができたと考えられる。
- 本症例のように, 急性期に梗塞責任血管のみを治療し, 慢性期に虚血の有無, PCIの必要性について評価したうえで残枝へのPCIの適応を考える戦略は, 最も標準的な治療方針と考えられる。**Link➡Knowledge　治療戦略による得失の比較　p97**
- 本症例の治療経過は良好であり, 血圧管理・脂質管理を厳密に行い, 術後2年以上経ているが心血管イベントなく経過している。

Case 2

年齢：70歳代
性別：女性

主　訴：激しい胸痛。

現病歴：20XX年某日，午前10時ころ，今まで経験したことのない激しい胸痛を自覚した。胸痛は前胸部全体を締め付けるようであった。夫が救急要請した。

救急車内収容時には，意識清明であるが表情は苦悶状で顔面蒼白であった。心電図ではST上昇が認められ，R on T型の不整脈が頻発していた。救急車内で心電図上，心室細動(VF)に移行，脈拍の消失と意識消失を確認された。救急隊により心肺蘇生法(CPR)が開始され，同時に自動体外式除細動器(AED)が装着された。直流通電(DC shock)を1回実施し，無脈性電気活動に移行した。CPRを再開し30秒後に脈拍を触知し，血圧64mmHg(触診)，Japan Coma Scale Ⅲ，発語および四肢運動を認めた。その後まもなく救急外来に到着した。

VF：ventricular fibrillation
CPR：cardiopulmonary resuscitation
AED：automated external defibrillator

診断

症状

- 心原性ショックの状態で搬送された急性心筋梗塞患者である。来院直前にもVFに陥っており，救急車に備えられたAEDで心拍再開している(**図4**)。
- 救命のためには，一刻も早い血行再建が必要とされる。

検査

■心電図
- 病院の救急室での12誘導心電図では，心拍数 128/分。
- 前胸部誘導で広範にST上昇を認めた。

治療

緊急冠動脈造影・primary PCI

IABP：intra aortic balloon pump
LAD：left anterior descending artery

- 発症45分で来院したSTEMI患者である。
- 心原性ショックの状態で直ちに心臓カテーテル検査室に移送し，大動脈内バルーンポンプ(IABP)挿入とともに冠動脈造影を施行した。左前下行枝(LAD)#6の完全閉塞(**図5a**)とRCA #1に高度狭窄(**図6a**)を認めた。
- LADの閉塞病変に対してPCIを引き続き施行した。ガイドワイヤーの通過は容易であった。血栓吸引療法を行った後にステント留置を行い，TIMI-3の再開通を得ることに成功した(**図5b**)。
- RCA #1の狭窄病変に対して引き続きPCIを施行した。狭窄度は高度であるが，PCI手技は順調に施行可能であり，ステント留置し，良好な仕上がりで終了した(**図6b**)。

Link➡Knowledge　心原性ショック症例への対応　p97

図4　救急車内でのAEDに残された作動時のモニター記録
VFに陥り，赤丸の部分でDC shockがなされ，その後に心拍再開していることがわかる。

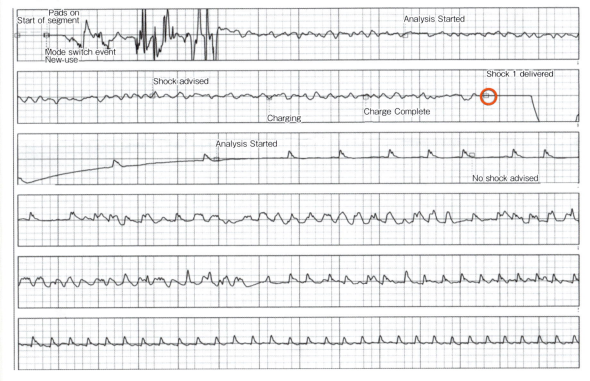

図5　梗塞責任血管の造影所見
矢印（→）部分に完全閉塞を認める（a）。ステントを留置し，再開通療法に成功した（b）。

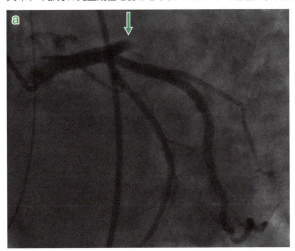
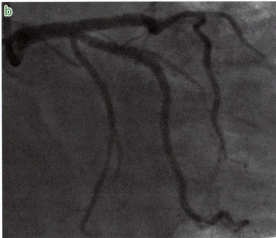

図6 非梗塞責任血管の造影所見
矢印（→）部分に狭窄病変を認める（a）。梗塞責任血管に引き続き非梗塞責任血管へのPCIを施行し、良好な血行再建に成功した（b）。

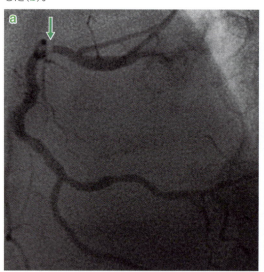
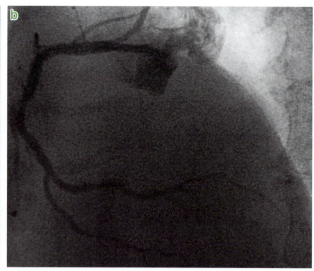

予後・考察

- 本症例はLADが梗塞責任血管、RCAが非梗塞責任血管であった。急性期に梗塞責任血管および非梗塞責任血管の病変すべてに同時にPCIを行うmultivessel primary PCI戦略が選択された。**Link➡Knowledge　心原性ショック症例への対応・治療戦略による得失の比較　p97**

- 心原性ショックを合併したSTEMI患者では、救命のためにいっそう完全な血行再建の達成が必要と考えられる。造影剤使用量が増加するというデメリットはあるものの、完全血行再建を達成し、ショック状態からの離脱が促進されるメリットのほうが大きい症例と考えられる。**Link➡Knowledge　心原性ショック症例への対応・治療戦略による得失の比較　p97-99**

- 本症例では、2日後にIABPから離脱し、VFなどの致死的不整脈もなく経過した。心臓リハビリテーションを進め、第23病日に独歩退院となった。

Case 3

年齢：80歳代後半
性別：女性

主　訴：胸痛。
既往歴：脳梗塞の既往があり，日常生活動作（ADL）は自立しているものの，活動性は低下している患者である。さらに認知機能の低下も目立っている。
現病歴：20XX年某日，胸を苦しそうにさすっていることに家人が気づき，本人に尋ねると胸痛を訴えた。冷汗も認められた。このため家人が救急車を要請し，来院した。

ADL：activities of daily livings

診断

症状
- 症状および心電図所見から，STEMIが強く疑われる患者である。

検査

■心電図
- 前胸部誘導で広範なST上昇を認める。急性冠症候群のなかでもSTEMIと考えられる（**図7**）。

図7　心電図所見
前胸部誘導で広範なST上昇を認め，STEMIと診断される。

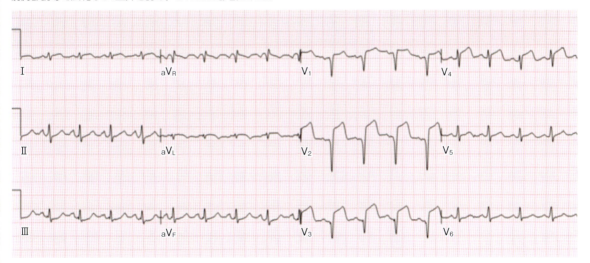

治療

緊急冠動脈造影・primary PCI

- 脳梗塞の既往，認知機能の低下もあることから，積極的治療の適応について家人と相談がもたれた。家人は積極的な治療を希望し，さらに本人の意向を確認すると「長生きしたい」と明確に述べたために，緊急冠動脈造影を行うこととなった。
- LAD #6に高度造影遅延を伴う亜完全閉塞を認めた（**図8a**）。心電図所見も含めて判断すると，このLADの病変が梗塞責任血管と考えられた。
- RCA #2にも高度狭窄による造影遅延が認められた（**図9a**）。
- LADの閉塞病変に対してPCIを引き続き施行した。血栓吸引療法を行った後にステント留置を行い（**図8b**），TIMI-3の再開通を得ることに成功した（**図8c**）。
- RCA #2の高度狭窄病変に対して引き続きPCIを施行した。狭窄度は高度であるが，ガイドワイヤー通過を含めPCI手技は順調に施行可能で，良好な仕上がりで終了した（**図9b**）。

図8　梗塞責任血管の造影所見
矢印（→）部分に亜完全閉塞を認める（a）。ステントを留置し（b），再開通療法に成功した（c）。

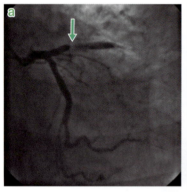
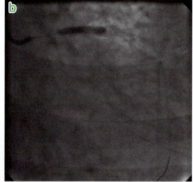
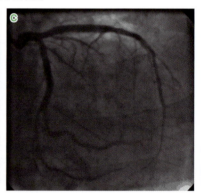

図9　非梗塞責任血管の造影
RCA #2にも高度狭窄による造影遅延が認められた（a）。aの画像では完全閉塞にもみえるが，遅延を伴い末梢は造影されており，完全閉塞病変ではなかった。PCIを施行し，良好な血行再建に成功した（b）。

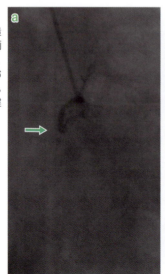
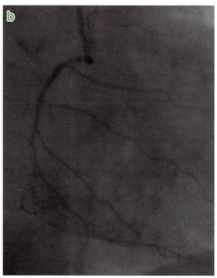

予後・考察

- 本症例はLADが梗塞責任血管，RCAが非梗塞責任血管であった。
- 心電図では前胸部でST上昇しており，前壁の急性心筋梗塞であることは間違いないが，RCAの病変も安定プラークではなく不安定プラークであった可能性もある。結果として，急性期に梗塞責任血管および非梗塞責任血管の病変すべてに同時にPCIを行うmultivessel primary PCI戦略が選択された。**Link→Knowledge 治療戦略による得失の比較 p97**
- LADへのPCIが順調に終了し，造影剤使用量も少量の状態であった。高齢であり，再度の冠動脈治療は困難な背景があると判断した。そこで一期的に非梗塞責任血管への治療も施行した。
- 経過は良好であった。入院が長期に及ぶと認知機能の低下が進む懸念があり，第7病日に退院となった。
- 本症例において急性期に完全血行再建を目指すPCIを行うべきかどうかは議論があるところであろう。このような手技が可能なまでにPCIの技術が進歩し，合併症なく治療することが可能になったがゆえに選択できた治療方針と考えられる。治療戦略の選択において，個々の症例ごとの検討が重要であることを提起する意味であえて紹介した。

なぜその薬剤を処方したのか？

　緊急のprimary PCIを安全に行うために抗血小板薬の投与が大切である。紹介した3症例のSTEMI患者は，すべて救急室においてアスピリン腸溶錠（バイアスピリン®）の咀嚼投与が行われている。
　ステント留置の際は，ステント血栓症の予防目的にアスピリンに併用してチエノピリジン系薬剤も至急内服させる。
　STEMI患者では，抗血小板薬が十分に効いていない状態でPCIを施行することになる。これは，非梗塞責任血管への急性期治療がためらわれる理由の1つでもある。

上達へのコツ

　STEMI治療において最も重要な目標は「救命」である。梗塞責任血管へのPCIは救命に直結するが，非責任血管への治療は救命への関与の度合いは低い。この非責任血管への治療で合併症を起こせば取り返しがつかない事態に陥る。STEMIへの急性期治療では時間外の手技となり，人手が少なく合併症への対応も遅れがちとなる場合が多い。救命という目標が第一であることを念頭に置いて，適応について慎重に判断すべきである。

文献

1) Engstrøm T, Kelbæk H, Helqvist S, et al : Complete revascularisation versus treatment of the culprit lesion only in patients with ST-segment elevation myocardial infarction and multivessel disease (DANAMI-3-PRIMULTI) : an open-label, randomized controlled trial. Lancet 386 : 665-671, 2015.

基礎知識

心電図診断

小菅雅美（横浜市立大学附属市民総合医療センター心臓血管センター内科）

- 急性心筋虚血の心電図診断で最も大切なことは"比べること"である。以前の心電図や経時的に記録した心電図と比較することで診断率は向上する。
- 急性冠症候群（ACS）では，ST上昇の有無により急性期の治療法が異なる。
- ST上昇は貫壁性虚血を示唆する所見で，再灌流療法の適応を決定する重要な所見である。
- ST上昇発作では，ST上昇を認める誘導から虚血部位，虚血責任血管を診断できる。
- ST低下発作では，ST低下を認める誘導から虚血部位，虚血責任血管を診断するのは難しい。
- 肢誘導は，心臓に面する順に並べ替えたCabrera配列で考えると，心臓と対応する解剖学的部位との関係が理解しやすくなる。
- 非ST上昇型急性冠症候群（NSTE-ACS）で広範なST低下にaV_R誘導のST上昇を認めた場合には，重症冠動脈病変が疑われる。
- 12誘導心電図には左室後壁に面する誘導がないために，左回旋枝閉塞による急性後壁梗塞の診断が難しい。急性後壁梗塞の診断には，左室後壁に面する背側部誘導（$V_7 \sim V_9$誘導）の記録が有用である。

ACS : acute coronary syndrome
NSTE-ACS : non-ST-segment elevation acute coronary syndrome

心電図診断の注意点・ポイント

- 心電図からは，冠動脈病変および心筋虚血に関する多くの情報を迅速かつリアルタイムに得ることができる[1]。
- 心筋虚血によると思われる症状を訴え，ACSが疑われる患者では，直ちに（10分以内に）12誘導心電図を記録する[2]。
- ACSの診断にST-T異常の存在は必須ではない。心電図に異常がないからといってACSは否定できない。 Link➡Practice　Case 1　p124-127
- 1枚の心電図はスナップショットにすぎず，1枚の心電図診断には限界があることを忘れてはならない。 Link➡Practice　Case 1　p124-127
- 急性心筋虚血発作時には時間経過とともに心電図が変化するので，時間を空けて心電図を記録・比較して診断することが重要である。また，以前の心電図と比較すると心電図変化が明らかになる例があり，以前の心電図を入手し比較する手間を惜しんではならない。 Link➡Practice　Case 1　p124-127
- ①脚ブロック合併例，左室肥大例，Wolff-Parkinson-White症候群，ペースメーカ植込み例など，2次性ST-T変化を認める例
- ②心筋虚血の程度が軽度な例，虚血の範囲が小さい例

③多枝病変や心筋梗塞の既往のある例

では，心電図で虚血性ST-T変化の診断を行うことは難しい。Link▶Practice　Case 3　p131-133

- 初回心電図だけでは虚血診断に限界がある。Link▶Practice　Case 1　p124-127
- 心電図で虚血性ST-T変化の診断が難しい例。
  ①脚ブロック合併例，左室肥大例，Wolff-Parkinson-White症候群，ペースメーカ植み込み例など，2次性ST-T変化を認める例。
  ②心筋虚血の程度が軽度な例，虚血の範囲が小さい例。
  ③多枝病変や心筋梗塞の既往のある例。
  Link▶Practice　Case 3　p131-133

ACSの心電図所見による分類

- ACSの分類および治療方針の決定は，心電図所見に基づいて行う。
- 心電図のST上昇は虚血責任冠動脈の完全閉塞による貫壁性虚血を示唆し，ST上昇を認めた場合はST上昇型心筋梗塞（STEMI），認めない場合はNSTE-ACSと分類し，両者で治療ストラテジーは異なる。
- STEMIでは速やかに再灌流療法を行う必要があり，NSTE-ACSでは早期に的確にリスクを層別し，急性期の治療方針を決定する。

STEMI：ST-segment elevation myocardial infarction

異常ST上昇の診断

- 正常のSTレベルは，性別や年齢，また心電図の誘導により異なる。一般的にSTレベルは，V_2〜V_3誘導で最も高く，女性よりも男性が高い。
- 正常STレベルを考慮したうえで異常ST上昇を診断する。異常ST上昇の基準は，隣接する2つ以上の誘導で下記のように定義される（STレベルはJ点で計測，10mm＝1.0mV）[3]。

［V_2〜V_3誘導］
  ・40歳以上の男性：2.0mm以上のST上昇。
  ・40歳未満の男性：2.5mm以上のST上昇。
  ・女性（年齢を問わず）：1.5mm以上のST上昇。
［V_2〜V_3誘導以外］
  ・1.0mm以上のST上昇。Link▶Practice　Case 2　p128-129

ST上昇

- 貫壁性虚血を示唆する所見で，再灌流療法の適応を決定する重要な所見である。
- 貫壁性虚血に面した誘導でSTが上昇するので，ST上昇を認める誘導から虚血部位，虚血責任血管を推測できる。

ST低下

- 非貫壁性虚血（心内膜下虚血）の代表的な心電図所見である。
- 貫壁性虚血のST上昇発作時には，対側に位置する誘導で鏡面像としてST低下を認める（対側性変化）。つまり，ST低下には心内膜下虚血を示すST低下だけでなく，対側性変化のST低下もあり，両者の鑑別が必要である。**Link➡Practice Case 2 p128-129**
- 心内膜下虚血と対側性変化の2つのST低下の鑑別のポイントは，①ST低下を認める誘導の対側誘導でSTが上昇していないかを確認すること，②ST低下を認める誘導を考慮すること（対側性変化のST低下はどの誘導でも認めうるが，心内膜下虚血を示すST低下は後述のようにV_4〜V_6誘導を中心に認める）である（図1）[1]。**Link➡Practice Case 2 p128-129**
- 心内膜下虚血の場合，右冠動脈，左前下行枝，左回旋枝のいずれの冠動脈に狭窄病変が存在しても，ST低下は一般的にV_4〜V_6誘導を中心に認める。このため，STが低下している誘導から虚血責任冠動脈を推定するのは難しい。

図1　非貫壁性虚血（心内膜下虚血）と貫壁性虚血のST変化の違い

a：虚血が心内膜下にとどまる非貫壁性虚血（心内膜下虚血）の場合，虚血部位にかかわらずV_4〜V_6誘導を中心にSTが低下する。
b：虚血が心内膜から心外膜にかけて全層性に及ぶ貫壁性虚血の場合，貫壁性虚血が生じた左室部位に面した誘導でSTが上昇する。同時に対側に位置する誘導では，対側性変化（reciprocal change）としてSTが低下する。右図（ST上昇発作）では下壁誘導のST上昇に対する対側性変化として，側壁誘導と前胸部誘導でST低下を認める。

a：非貫壁性虚血
（心内膜下虚血）

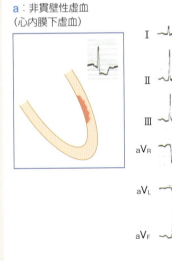
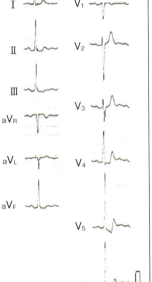

ST低下発作

b：貫壁性虚血

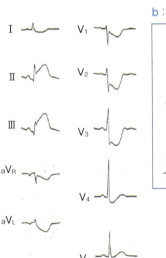
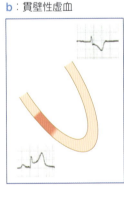

ST上昇発作

（文献1より許諾を得て転載）

- 心内膜下虚血のST低下をV₄～V₆誘導中心に認める理由として，R波の高さとST低下の程度は比例関係にあり，R波の高いV₄～V₆誘導を中心にST低下を認めるという説もあるが，正確な機序は明らかでない．
- ST低下が高度であるほど，虚血の程度は強く，ST低下を多くの誘導で認めるほど，虚血の範囲が広いことを反映し，重症度は高い．
- 虚血発作後も遷延するST低下も重症虚血を反映する．
- ST低下は単にその有無だけでなく，程度・範囲・経時的変化を考慮することで，さらなるリスク層別が可能である．
- NSTE-ACSにおいて，ST低下の存在は多枝病変と関連し，予後不良の強力な予測因子である．
- 軽度（0.5mm）のST低下でも臨床上重要な所見で，予後不良とも関連し，軽視できない．

Check Point 2

虚血性心電図変化
- 貫壁性虚血：①心電図変化：T波の尖鋭・増高→ST上昇→（再灌流後に）ST上昇の軽減→T波の陰転化．②ST上昇を認める誘導から，虚血部位，虚血責任血管を推測できる．
- 非貫壁性虚血（心内膜下虚血）：①心電図変化：ST低下，陰性T波．②ST低下を認める誘導から，虚血部位，虚血責任血管を推測するのは難しい．

aV_R誘導のST上昇

- "非ST上昇型"急性冠症候群の定義は"心電図でST上昇を認めない"急性冠症候群であるが，これにはaV_R誘導が考慮されていない．このため，aV_R誘導でST上昇を認めてもほかの誘導でST上昇を認めなければ，NSTE-ACSと診断される．
- **"非ST上昇型"急性冠症候群で，左主幹部・多枝病変の重症冠動脈病変例の診断には，aV_R誘導のST上昇が有用であり，強力な予後不良の予測因子である．**
- 広範なST低下に高度なaV_R誘導のST上昇を認める場合は重症冠動脈病変が疑われ，緊急冠動脈バイパス手術も考慮した治療ストラテジーが必要である（図2）．

■**左主幹部・多枝病変例でaV_R誘導のSTが上昇する機序**（図3）[1]
- aV_R誘導以外の11の誘導は心臓を取り巻くように位置しているのに対し，aV_R誘導だけは心臓と特殊な位置関係にある．
- aV_R誘導は右肩の方向から心臓を眺める位置にあり，STEMIでは左室心基部の貫壁性虚血を反映する．
- 一方，NSTE-ACSでは，左室心基部に貫壁性虚血は存在しないため，aV_R誘導は左室内腔をのぞき込む誘導として別名"cavity lead"とよばれ，左室心内膜側の非貫壁性虚血を反映する．
- 左主幹部や多枝の高度狭窄例では左室心内膜側に広範に虚血を生じ，これにより広範なST低下が生じるが，aV_R誘導はこれを直接ST上昇として捉えることができる．

心電図診断 113

図2 重症左主幹部・多枝病変のACS患者の発作時心電図

広範なST低下にaV_R誘導のST上昇を認める。冠動脈造影検査では，左主幹部に50％狭窄，左前下行枝＃6に99％狭窄，左回旋枝＃11に99％狭窄を認めた。

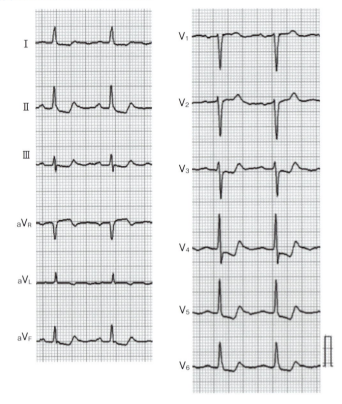

陰性T波

- ST上昇発作時に心電図は，"T波の尖鋭・増高→ST上昇→（再灌流後に）ST上昇の軽減→T波の陰転化→正常化"と変化する。
- 貫壁性虚血部位に面した誘導でSTが上昇し，その後に陰性T波が出現するので，陰性T波を認める誘導から虚血部位，虚血責任冠動脈を推測できる。**Link➡Practice Case 1　p124-127**

上達へのコツ

　心電図診断では，肢誘導の見方を変えることがポイントである。
　前胸部誘導は，心臓に面する順に右前胸部から左前胸部へと連続的に配列し，心臓の解剖学的部位との対応が理解しやすい。V_1誘導は心室中隔上位右室側，V_2～V_4誘導は左室前壁中隔部，V_5～V_6誘導は左室下側壁に面する。
　前胸部誘導に比べて肢誘導が理解しにくいのは，"Ⅰ誘導，Ⅱ誘導，Ⅲ誘導，aV_R誘導，aV_L誘導，aV_F誘導"という通常の配列が心臓に面する順になっていないためである。
　肢誘導を心臓に面する順に左から右に向かって"aV_L誘導，Ⅰ誘導，−aV_R誘導（aV_R誘導を上下反転させた誘導），Ⅱ誘導，aV_F誘導，Ⅲ誘導"と並び替えた"Cabrera配列"[4]で考えると，肢誘導と対応する心臓の解剖学的部位との関係が理解しやすくなる（**図3a**）[1]。

図3 aV_R誘導のST上昇

aV_R誘導のST上昇は，STEMIとNSTE-ACSで反映する病態が異なる。

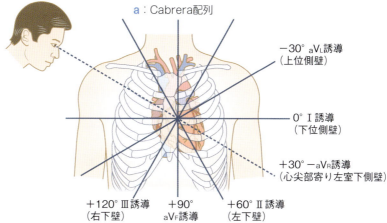

(文献1より引用)

急性前壁梗塞

- 前壁中隔に面するV_2～V_4誘導を中心にST上昇を認める。
- 重症度の高い左前下行枝の近位部閉塞の診断には，①aV_R誘導のST上昇，②下壁誘導（特にⅢ誘導）のST低下，③新規右脚ブロックの合併が有用である。

■aV_R誘導のST上昇

- aV_R誘導は，右肩から心臓を眺める誘導で，左室心基部に面する（図3）[1]。
- 近位部閉塞例では，左室心基部に貫壁性虚血を生じ，この部位に面するaV_R誘導でSTが上昇する。
- 一方，遠位部閉塞では，心基部で貫壁性虚血は生じないのでaV_R誘導のST部は変化しない（図4）[1]。ただし，左前下行枝の近位部閉塞の診断におけるaV_R誘導のST上昇は，特異度は高いものの，感度は高くないことに注意が必要である。

■下壁誘導（特にⅢ誘導）のST低下

- 近位部閉塞診断に最も有用な指標である。近位部閉塞では左室心基部に貫壁性虚血を生じ，この対側性変化として下壁誘導でSTが低下する（図4）[1]。 **Link➡Practice Case 2　p128-129**

■新規右脚ブロックの合併

- 右脚は主に左前下行枝の中隔枝により灌流される。

心電図診断　115

図4 左前下行枝の近位部閉塞と遠位部閉塞の心電図の違い
a：左前下行枝近位部閉塞，b：左前下行枝遠位部閉塞
近位部閉塞では肢誘導のST偏位を認めるが，遠位部閉塞では肢誘導のST偏位を認めない。

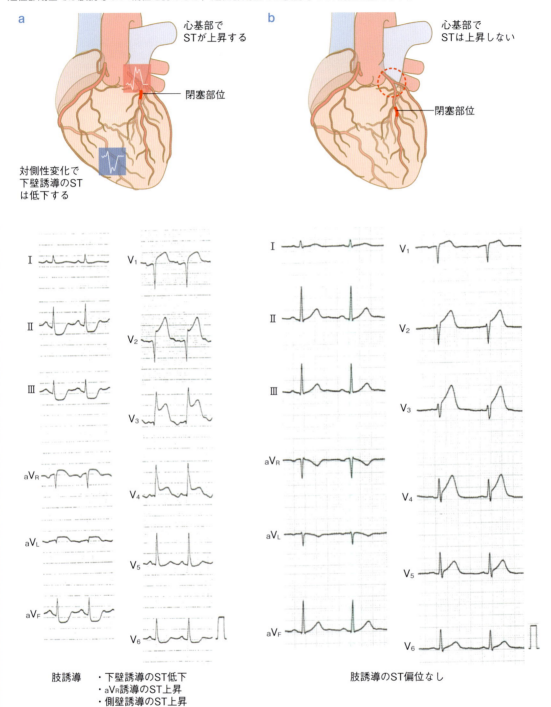

（文献1より引用，許諾を得て転載。aの心電図はKosuge M, et al：Am Heart J 142:51-57, 2001より許諾を得て転載）

図5 左前下行枝近位部閉塞の急性前壁梗塞で新たに完全右脚ブロックを合併した1例

急性前壁梗塞のなかでも新規完全右脚ブロック合併例は，特に重症度が高い。

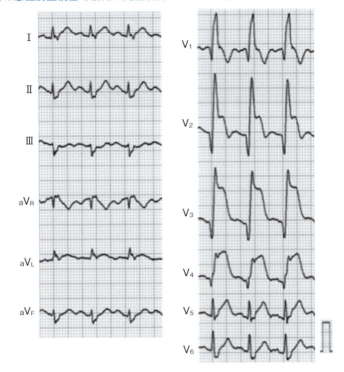

- 理論上は，左前下行枝の中隔枝より近位部で閉塞すると右脚ブロックを合併しうることになる。しかし実際には，左前下行枝近位部閉塞例で右脚ブロックを合併するのは1割程度にすぎない。
- 刺激伝導系は心筋よりも虚血に強く，心筋障害が非常に高度で広範囲に及ぶ場合にのみ右脚ブロックを合併する。つまり，新規右脚ブロックの合併例は非常に重症である（**図5**）。

急性下壁梗塞

- 急性下壁梗塞の80～90％は右冠動脈の閉塞により生じ，左回旋枝閉塞による頻度は少ない。
- 右冠動脈閉塞の場合，右下壁領域を中心に貫壁性虚血を生じ，これに面する誘導でSTが上昇する。ST上昇度はⅢ誘導が最も高度で，次いでaV_F，Ⅱ誘導の順となり，また対側性変化としてⅠ，aV_L誘導ではSTが低下する（**図6**）[1]。
- 右冠動脈の右室枝よりも近位部で閉塞すると右室虚血を合併する。**右室梗塞合併の診断には，右側胸部誘導，特にV_4R誘導のST上昇（1.0mm以上）が有用である**（**図7，8**）[1]。ただし，右室梗塞合併例で約半数の例は10時間以内に右側胸部誘導のST上昇が軽減したという報告もあり，右側胸部誘導が右室虚血の診断に有用なのは発症早期に限られる。
- 通常，右冠動脈閉塞の急性下壁梗塞では，下壁誘導でSTが上昇すると，対側性変化により前胸部誘導でSTは低下する。しかし，右冠動脈近位部閉塞の場合には，これに右室虚血によるST上昇が加わり前胸部誘導のST低下はむしろ減弱する（**図8，9**）[1]。

図6 右冠動脈閉塞の急性下壁梗塞の心電図

a：Cabrera配列，**b**：通常の肢誘導
Cabrera配列に並び替えると，右下壁に面するⅢ誘導を中心にSTが上昇し，対側性変化として側壁誘導ではSTが低下することが理解できる．

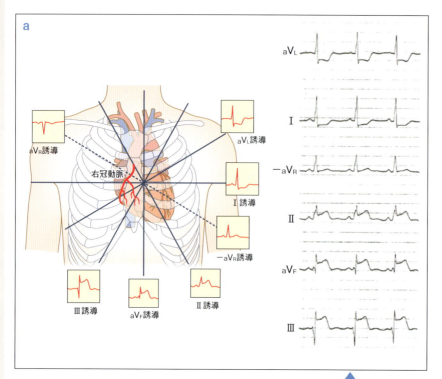

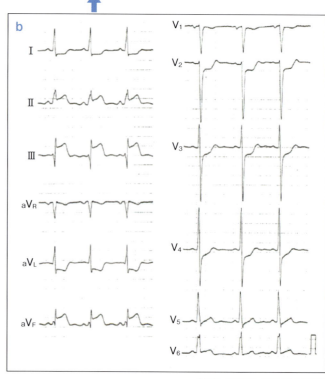

（文献1より引用，許諾を得て転載）

図7　右側胸部誘導

肢誘導は変えずに，前胸部誘導のV₃〜V₆誘導の電極を左右対称に右側に移して記録する。

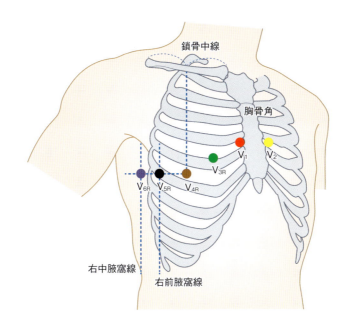

図8　右冠動脈近位部閉塞による急性下壁梗塞の心電図

右側胸部誘導（V₃R，V₄R誘導）のST上昇を認める。

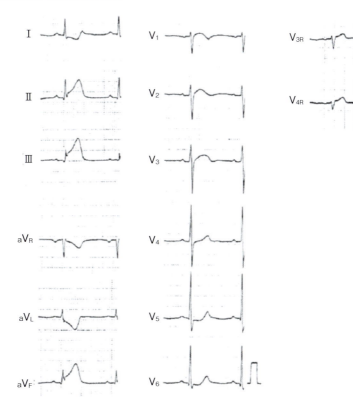

（文献1より許諾を得て転載）

図9　右冠動脈の近位部閉塞と遠位部閉塞の心電図の違い

a：右冠動脈遠位部閉塞，b：右冠動脈近位部閉塞
両者を比べると前胸部誘導のST低下が高度な遠位部閉塞（a）のほうが重症のように思える。しかし，重症度が高いのは，前胸部誘導のST低下が軽度な近位部閉塞（b）である。心電図のみた目の重症度と実際の重症度は一致しないことに注意する。

a
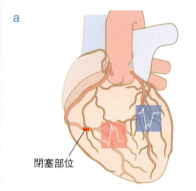

b
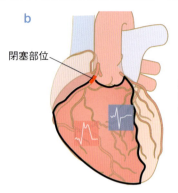

下壁誘導のST上昇に対する対側性変化として前胸部誘導のSTは低下する

前胸部誘導では，下壁誘導のST上昇の対側性変化であるST低下に，右室虚血（黒枠部分）のST上昇が加わり，ST低下は軽減する

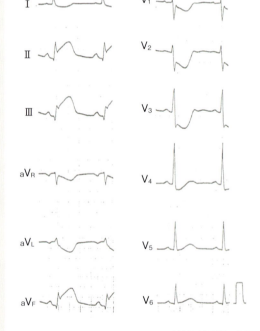

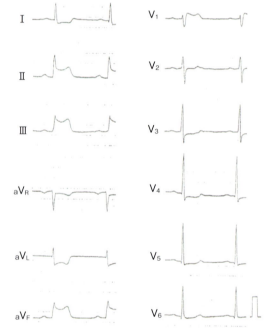

（文献1より引用。心電図はKosuge M, et al：Am J Cardiol 82：1318-1322, 1998より許諾を得て転載）

- 左室下壁まで灌流する左回旋枝が閉塞した場合に下壁誘導のST上昇を認めるが，下壁誘導のST上昇度は右冠動脈閉塞例に比べ軽度である（**図10**)[1]。左回旋枝の灌流域は個人差が大きく，Ⅱ，Ⅲ，aV_F誘導のST上昇パターンは左回旋枝の灌流域により規定される（ST上昇度は，Ⅱ，Ⅲ，aV_F誘導で同程度か，Ⅱ，aV_F誘導優位のパターンが多い）（**図10**)[1]。一方，前胸部誘導では，後壁と下壁の両者の対側性変化により高度なST低下を認める（**図11**)[1]。

図10 左回旋枝閉塞の急性下壁梗塞の心電図

a：Cabrera配列，b：通常の肢誘導
Cabrera配列に並べ替えると，右冠動脈閉塞の場合と異なり下壁誘導のST上昇度は，Ⅱ，Ⅲ，aV_F誘導で同程度であることがわかる。

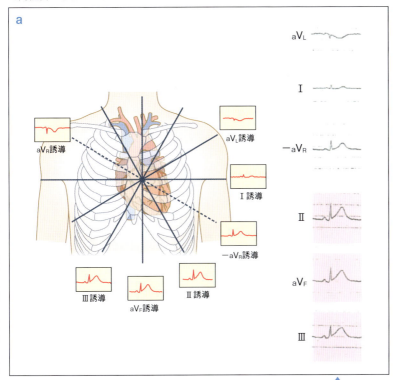

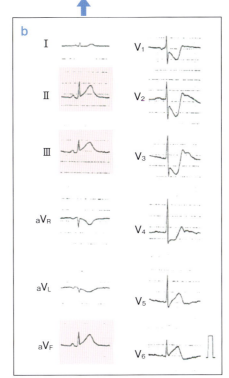

（文献1より引用。心電図はKosuge M, et al：Am J Cardiol 82:1318-1322, 1998より許諾を得て転載）

図11 左回旋枝閉塞時のST変化

左回旋枝の主たる灌流域である左室後壁を中心にSTが上昇し，下壁のSTは上昇しても軽度である。一方，前胸部誘導には左室後壁と下壁の両方のST上昇に対する対側性変化が反映され，ST低下は高度になる（▶は閉塞部位を示す）。

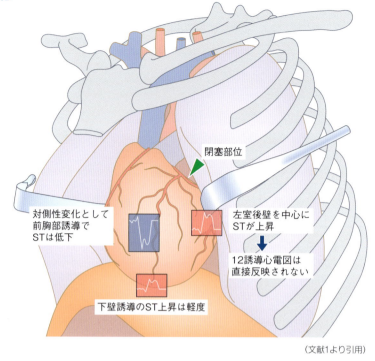

（文献1より引用）

急性後壁梗塞[1]

- 12誘導心電図には左室後壁に面する誘導がないために，左回旋枝閉塞による急性後壁梗塞の診断が難しい。
- 急性後壁梗塞の診断には，左室後壁に面する背側部誘導（V_7〜V_9誘導）の記録が有用である[2]（図12）。
- 12誘導心電図でST上昇を認めない場合でも，背側部誘導のST上昇を認めれば再灌流療法の適応となる。

200字でまとめるKey Sentence

高リスク例の心電図所見
- **NSTE-ACS**：①ST低下（ST低下が高度なほど，ST低下が広範なほど，ST低下が遷延するほど，重症度は高い），②aV_R誘導のST上昇。
- **ST上昇型急性前壁梗塞，左前下行枝近位部閉塞の指標**：①aV_R誘導のST上昇，②下壁誘導（特にⅢ誘導）のST低下，③新規右脚ブロックの合併。
- **ST上昇型急性下壁梗塞，右冠動脈近位部閉塞の指標**：V_{4R}誘導のST上昇（1.0mm以上），下壁誘導のST上昇に比べ軽度な前胸部誘導のST低下。

図12　背側部誘導（V₇〜V₉誘導）

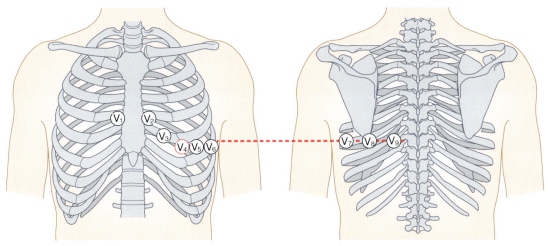

V₄誘導と同じ高さで
V₇誘導は後腋窩線との交点，
V₈誘導は左肩甲骨中線との交点，
V₉誘導は脊椎左縁との交点につける

文献

1）小菅雅美：心電図で見方が変わる急性冠症候群．文光堂，東京，2015，p.1-89.
2）日本循環器学会：循環器病の診断と治療に関するガイドライン．ST上昇型急性心筋梗塞の診療に関するガイドライン（2013年改訂版）．
　http://www.j-circ.or.jp/guideline/pdf/JCS2013_kimura_h.pdf
3）Thygesen K, Alpert JS, Jaffe AS, et al：Third universal definition of myocardial infarction. Eur Heart J 33：2551-2567, 2012.
4）Kosuge M, Kimura K：Implications of using Cabrera sequence for diagnosing acute coronary syndrome. Circ J 80：1087 1096, 2016.

実　践

心電図診断

小菅雅美（横浜市立大学附属市民総合医療センター心臓血管センター内科）

Practice

Case 1

年齢：80歳代
性別：男性

主　訴：心窩部の不快感。
既往歴：高血圧，糖尿病。
現病歴：20XX年某日，朝食後に自分の部屋へ戻った際に心窩部の不快感を認め，症状は20分ほどで消失したが，心配になり当科外来を受診した。

入院後の診断・経過

- 症状は初発の心窩部の不快感で，持続は20分程度で受診時に症状はなかった。
- 既往に高血圧，糖尿病があり，喫煙歴，家族歴（父：心筋梗塞）を認め，入院時採血（症状出現後6時間後）で高感度心筋トロポニンIは2.424ng/mLと上昇を認め，心エコーでは左室前壁に軽度の壁運動低下を認めた。
- 1年前の心電図（**図1**）が入手でき比較したが，受診時の心電図（**図2**）に有意なST-T変化はないと判断された。

NSTE-ACS：non-ST-segment elevation acute coronary syndrome

- 以上の所見より，非ST上昇型急性冠症候群（NSTE-ACS）の診断で入院となり，入院後も症状はなかった。しかし，翌朝（症状出現後23時間後）の心電図では，前胸部誘導，下壁誘導で陰性T波の出現を認めた（**図3**）。

検査

■冠動脈造影所見（**図4**）

- 左前下行枝は左室前壁に加え下壁まで灌流し（**図4a▶**），＃7の90％狭窄（**図4a→**）を認め，冠動脈ステントを留置した。

■心電図診断の解説

- 入院時の心電図では1年前の心電図と比較して有意なST-T変化はないと判断された。しかし，翌日には陰性T波の出現を認め，結果的にはST上昇発作後の心電図だったと診断される。**Link➡Knowledge　異常ST上昇の診断　p114**
- 短時間のST上昇発作では，ST上昇が軽減した後に，陰性T波が出現する。この間に，STはいったん基線に戻る時期が存在し，本症例はこの時期に受診したことになる。この時期のST-T異常を診断するのは容易ではない。**Link➡Knowledge　異常ST上昇の診断　p114**

ACS：acute coronary syndrome

- 急性冠症候群（ACS）が疑われる患者で，初回心電図で診断ができない場合は，ST上昇型急性心筋梗塞の診療ガイドライン[1]では5〜10分ごとに，NSTE-ACSの診療ガ

図1　1年前の心電図

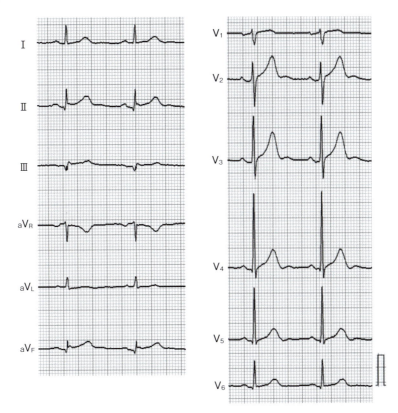

図2　入院時の心電図

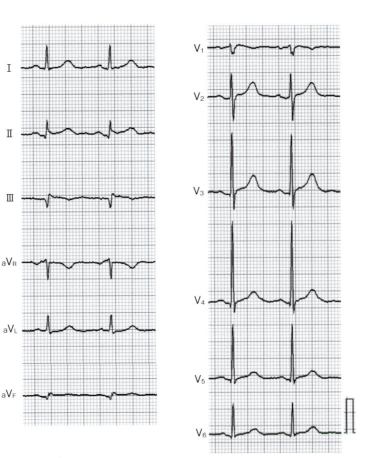

図3 入院翌日の心電図
前胸部誘導と下壁誘導で陰性T波の出現を認める。

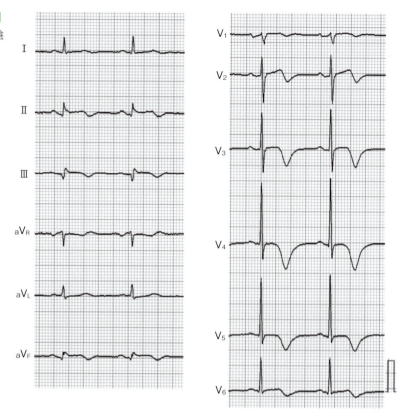

図4 冠動脈造影所見
a：PCI前。下壁まで灌流する(▶)左前下行枝＃7の90％狭窄(→)を認める。
b：PCI後

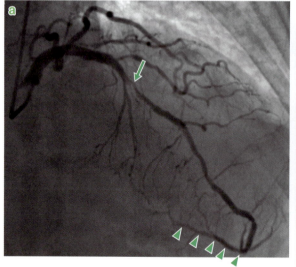
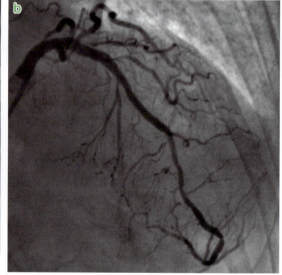

イドライン[2]では15〜30分ごとに，繰り返し心電図を記録し診断するよう推奨している。しかし，どのくらい時間を空けて心電図を記録すれば診断ができるかは個々の症例により心筋虚血の程度も異なり，一様ではない。

- 本症例では約24時間後の心電図で変化が明らかとなっている。ACSを見落とさないためには，救急患者，特に夜間救急受診患者などでは安易に帰宅させずに一晩は経過をみることが重要だと考える。

- 貫壁性虚血が生じた部位に面した誘導でSTが上昇し，その後，同誘導で陰性T波が出現するので，陰性T波を認める誘導から虚血部位が推測できる。ACSで，前胸部誘導で陰性T波を認めた場合には，虚血責任冠動脈は左前下行枝と推測される（**図5**）[3]。
  Link ➡ Knowledge　異常ST上昇の診断　p112

- しかし本症例は，前胸部誘導だけでなく下壁誘導でも陰性T波の出現を認めており，左室前壁に加え下壁でも貫壁性虚血を生じたと推測される。本症例のように下壁まで灌流する左前下行枝病変の場合に，前胸部誘導に加え下壁誘導でもST上昇，陰性T波を認めるが，その頻度は低い（**図5**）[3]。**Link ➡ Knowledge　異常ST上昇の診断　p117**

200字でまとめる Key Sentence 1

- 心電図に異常がないからといってACSは否定できない。
- 1枚の心電図はスナップショットにすぎず，その診断には限界がある。
- 時間を空けて心電図を記録し，フォローすることが重要である。

Link ➡ Knowledge　心電図診断の注意点・ポイント　p110

図5　左前下行枝病変のACS 198例における陰性T波の分布

陰性T波は左前下行枝の灌流域を反映し，肢誘導では左室側壁に面するaV_L，I誘導（特にaV_L誘導），前胸部誘導では左室前壁に面するV_3〜V_4誘導を中心に分布する。左前下行枝が下壁まで灌流する頻度は少なく，このため下壁誘導で陰性T波を認める頻度は少ない。
注：肢誘導はCabrera配列[4]で表示。

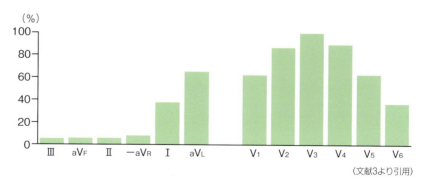

（文献3より引用）

Case 2

年齢：70歳代
性別：女性

主　訴：左肩から背中にかけての痛み，冷汗，嘔気・嘔吐。
現病歴：20XX年某日午前3時30分，左肩から背中にかけての痛みで覚醒し，冷汗・嘔気・嘔吐も認めた。症状が改善せず，1時間後に救急外来を受診した。

診断・治療

症状

- 夜間就寝中に左肩から背中にかけての痛みで覚醒し，症状が持続するために午前4時30分という時間帯に救急受診していることを重要視し，重篤な疾患の可能性を考える必要がある。
- 本症例では胸部症状は認めなかったが，冷汗・嘔気・嘔吐の随伴症状を認めている。心筋梗塞発症時には，冷汗，呼吸困難感，吐気・嘔吐などの随伴症状を伴うことが多く，心筋梗塞を疑う重要な所見である。
- 急性心筋梗塞発症時の随伴症状には性差が存在し，男性では冷汗，女性では嘔気・嘔吐，呼吸困難感が多い。さらに女性は男性に比べ，胸以外の顎，頸部，肩，背部，腕などの症状を訴えることが多い。女性の急性心筋梗塞の症状は非典型的であり，女性患者自身だけでなく，周囲の者，診察医も心筋梗塞を疑わないことが少なくないので注意する。

検査

- 心筋トロポニンは陰性であった。しかし，症状出現後1時間の採血であり，急性心筋梗塞は否定できない。

■心電図
- Ⅱ，Ⅲ，aV_F誘導で軽度のST低下，陰性T波を認める（図6）[4, 5]。

■緊急冠動脈造影所見（図7）
- 左前下行枝#6の完全閉塞（図7a▶）を認め，冠動脈ステントを留置した[4]。

上達へのコツ 1　受診時の心電図で急性広範前壁梗塞と診断するのは難しい。V_1〜V_3誘導で軽度ST上昇を認めるが，実際，この所見を有意と診断するのは容易ではない。しかし，女性の前胸部誘導のST上昇は軽度でも異常所見であり，見逃さないようにする。Link➡ Knowledge　異常ST上昇の診断　p115-117

上達へのコツ 2　ST低下には，
①ST上昇発作時のST上昇に対する対側性変化としてのST低下
②心内膜下虚血発作時のST低下
の2つのパターンがあり，②のST低下はV_4〜V_6誘導を中心に認めるのが一般的である。
Link➡Knowledge　異常ST上昇の診断　p112-113

> **200字でまとめる Key Sentence 2**
> - 急性心筋梗塞の診断で重要なのは病歴，症状であり，心筋梗塞を疑うことで心電図の見方も変わる．
> - 女性の場合は，前胸部誘導のST上昇は軽度でも異常所見である．**Link▶Knowledge** 異常ST上昇の診断 p111
> - ST低下をみたら，対側のST上昇を疑う．**Link▶Knowledge** 異常ST上昇の診断 p112-113

- 本症例のST低下はⅡ，Ⅲ，aV$_F$誘導に限局しており，その形状も通常の虚血性ST低下とは異なる．このような下壁誘導中心のST低下を認めた場合には，左前下行枝近位部閉塞による左室心基部，あるいは対角枝や左回旋枝閉塞による側壁領域のST上昇発作の対側性変化を疑う．**Link▶Knowledge** 異常ST上昇の診断 p115

図6 入院時の心電図

Ⅱ，Ⅲ，aV$_F$誘導で軽度のST低下，陰性T波を，V$_1$〜V$_3$誘導で軽度のST上昇を認める．

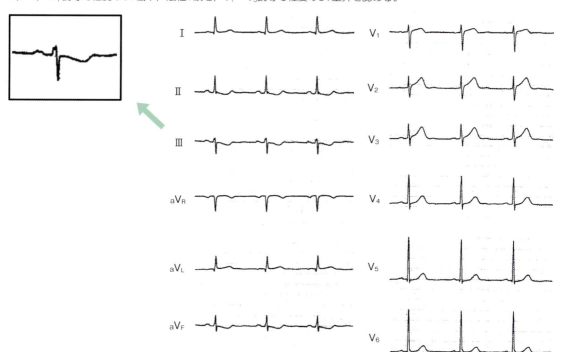

（文献4および「小菅雅美，木村一雄：急性心筋梗塞診断におけるバイオマーカーと心電図の重要性．内科106(3)：405, 2010」より許諾を得て改変し転載）

図7 緊急冠動脈造影所見
a：左冠動脈（再灌流前）。左前下行枝＃6の完全閉塞（▶）を認める。
b：右冠動脈（再灌流前）
c：左冠動脈（再灌流後）

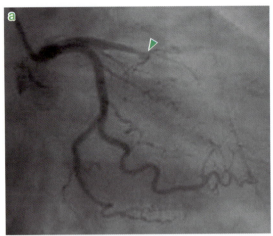
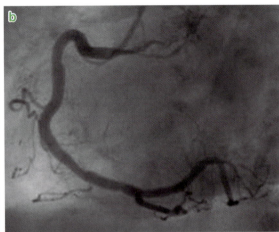
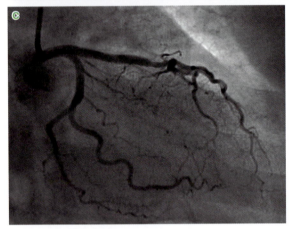

（文献4より許諾を得て転載）

Case 3

年齢：60歳代
性別：男性

主　訴：気分不快，冷汗。
現病歴：20XX年某日，午前0時ころより気分不快，冷汗が出現．午後6時13分，救急隊現着時は収縮期血圧 70mmHg，脈拍 120/分とショック状態であり，午後6時45分に当センター着．

診断・治療

検査

■心エコー図
- ショック状態で搬送後直ちに行った心エコー図検査では，左室全周性に高度壁運動の低下を認めたため，心臓カテーテル検査室へ直接搬送した．

■心電図
- Ⅲ，aV_F，V_1誘導のQ波，V_3～V_4誘導のR波減高，Ⅱ，Ⅲ，aV_F誘導の陰性T波，Ⅰ，aV_L，aV_F，V_6誘導のST低下，V_2～V_3誘導のT波増高，QRS幅の増大を認める（図8）[6]．

■緊急冠動脈造影所見（図9）[6]
- 左前下行枝#6と左回旋枝#13の急性完全閉塞（図9a▶）を認め，右冠動脈#1の慢性完全閉塞（図9b→）を認めた．左前下行枝#6と左回旋枝#13に冠動脈ステントを留置後，左前下行枝より右冠動脈への良好な側副路を認めた（図9c）．

上達へのコツ 3

　本症例は，右冠動脈の慢性完全閉塞に左前下行枝と左回旋枝の2枝急性同時閉塞を生じた急性心筋梗塞ショック例である．急性心電図所見からこの冠動脈造影所見を推測するのは難しい．左前下行枝近位部閉塞による前側壁虚血と左回旋枝遠位部閉塞による下側壁虚血が同時に存在したため，互いにST上昇を打ち消し合い，ST変化が明らかでなかったと推測される．Link▶Knowledge　心電図診断の注意点・ポイント p110-111
　重症虚血を示唆する重要な所見は，QRS幅の増大である．虚血心筋から漏出する高カリウムの影響でQRS幅は延長する．wide QRSは非常に高度で，広範囲に及ぶ心筋虚血を示唆する．

200字でまとめる Key Sentence 3

- QRS幅の増大は重症虚血を示唆する．
- 多枝閉塞や心筋梗塞の既往のある例は心電図診断が難しい．Link▶Knowledge　心電図診断の注意点・ポイント　p110-111
- ショックを合併した急性心筋梗塞では，典型的なST上昇を示さない例でも再灌流療法は有効である．

心電図診断

図8 入院時と退院時の心電図

Ⅲ，aV_F，V_1誘導のQ波，V_3〜V_4誘導のR波減高，Ⅱ，Ⅲ，aV_F誘導の陰性T波，Ⅰ，aV_L，aV_F，V_6誘導のST低下，V_2〜V_3誘導のT波増高，QRS幅の増大を認める．

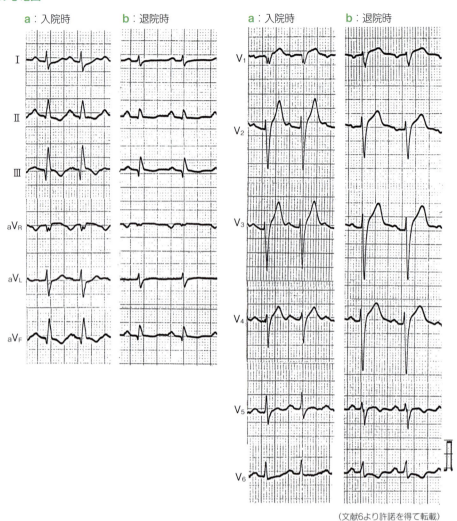

（文献6より許諾を得て転載）

図9 緊急冠動脈造影所見

a：左冠動脈，b：右冠動脈，c：左冠動脈（PCI後）
左前下行枝#6と左回旋枝#13の急性完全閉塞（a▶）を認め，右冠動脈#1の慢性完全閉塞（b→）を認めた．左前下行枝#6と左回旋枝#13に冠動脈ステントを留置した（c）．再灌流後の左前下行枝より右冠動脈への良好な側副路を認めた（c▶）．

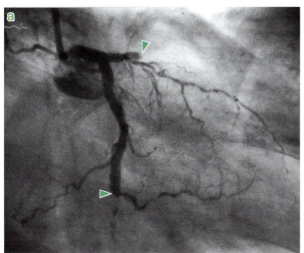
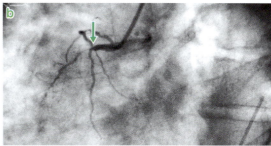
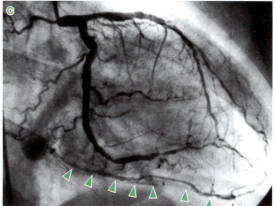

（文献6より許諾を得て転載）

文献

1) 日本循環器学会：循環器病の診断と治療に関するガイドライン．ST上昇型急性心筋梗塞の診療に関するガイドライン（2013年改訂版）．
   http://www.j-circ.or.jp/guideline/pdf/JCS2013_kimura_h.pdf
2) 日本循環器学会：循環器病の診断と治療に関するガイドライン．非ST上昇型急性冠症候群の診療に関するガイドライン（2012年改訂版）．
   http://www.j-circ.or.jp/guideline/pdf/JCS2012_kimura_h.pdf
3) Kosuge M, Ebina T, Hibi K, et al：Differences in negative T waves among acute coronary syndrome, acute pulmonary embolism, and Takotsubo cardiomyopathy. Eur Heart J Acute Cardiovasc Care 1：349-357, 2012.
4) 小菅雅美：心電図で見方が変わる急性冠症候群．文光堂，東京，2015，p.1-89.
5) 小菅雅美，木村一雄：【虚血性心疾患の最近の話題】急性心筋梗塞診断におけるバイオマーカーと心電図の重要性．内科 106：401-407, 2010.
6) 木村一雄：典型的なST上昇を示さないショック例でも再灌流療法が有効である．虚血性心疾患診療のコツと落とし穴（上松瀬勝男，編）．中山書店，東京，2003, p100-101.

基礎知識

Knowledge

ST上昇型心筋梗塞

南　尚賢（北里大学医学部循環器内科学）

- ST上昇型心筋梗塞（STEMI）は，主にプラークの破綻によって冠動脈の血栓性閉塞を生じ，心筋の虚血・壊死をきたす致死的疾患である
- 可及的速やかな再灌流療法とともに，長期予後改善を目的とした至適薬物療法や心臓リハビリテーションの施行も重要である
- 機械的合併症の発症は比較的まれであるが，迅速かつ的確な診断・対処が求められる。

STEMI：ST-segment elevation myocardial infarction

診断

病態

TCFA：thin-cap fibroatheroma

- STEMIは主に，脂質プラークの表面を覆う薄い線維性プラーク（TCFA）が破綻（plaque rupture）し，血栓を形成することによって，冠動脈に閉塞をきたす疾患である。
- 約3割はプラークびらん（plaque erosion）や石灰化結節の破綻（calcified nodule），冠攣縮や炎症性疾患・塞栓症など，plaque rupture以外の原因によって発症するとされる[1]。
- 主訴は大部分が胸部症状（胸痛・胸部不快感・絞扼感）であるが，高齢者や女性では，息切れや放散痛などの非典型的な症状が前景に立つことがあり，診断に注意を要する[2]。

FMC：first medical contact

- プレホスピタル（病院前）で最初に接触する医療従事者（FMC）が迅速な初期診断を行うことが重要である。また，救急隊による適切な施設への搬送，早期の再灌流療法施行までの時間（onset-to-device time）が死亡率の低減に重要である[3]（図1）。

解剖がわかる

STEMIは主に脂質性プラークの破綻によって生じるが，そのほかの機序による発症もまれではない。近年では，光断層干渉法（OCT）を用いた観察により，機序に応じた治療法選択の可能性が模索されている（図2）。

OCT：optical coherence tomography

図1　STEMI患者に対する再灌流までの時間目標

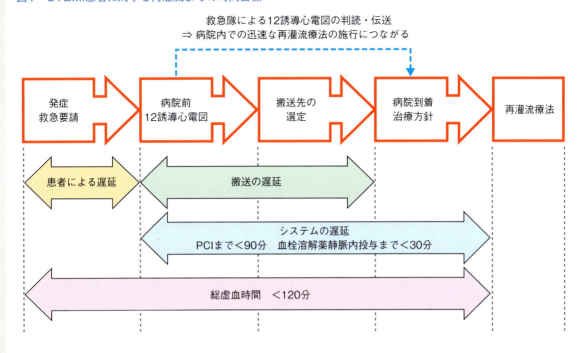

図2　STEMIの発症機序

a：プラーク破綻（plaque rupture）
b：プラークびらん（plaque erosion）
c：石灰化破綻（calcified nodule）

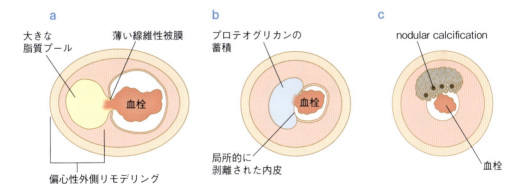

	a	b	c
頻度	約60%	約30%	約10%
危険因子	・脂質異常症 ・高血圧症 ・糖尿病	・喫煙 ・比較的若年	高齢者

検査

■12誘導心電図 Link➡Practice　Case 1　p142, Case 2　p146, Case 3　p150

- 早期診断において，最も簡便かつ診断的な価値が高い。
- プレホスピタルにおける迅速な12誘導心電図の施行と判読，救急施設への伝送による早期診断が求められる。
- 超急性期ではT波の先鋭・増高(hyper acute T wave)など，明らかなST上昇を認めないこともあり，STEMIが疑われる患者に対しては5～10分ごとの12誘導心電図の記録が推奨される。
- 心筋梗塞症例の約半数ではST上昇を認めないとの報告もあり，12誘導心電図でST変化を認めないことは，急性心筋梗塞を否定する根拠とならない。

■血液検査

CK : creatine kinase
CK-MB : creatine kinase-MB
H-FABP : heart-type fatty acid-binding protein

- クレアチンキナーゼ(CK)やクレアチンキナーゼMB分画(CK-MB)・心筋トロポニン・心臓型脂肪酸結合蛋白(H-FABP)の上昇は，総合的な診断の手助けとなる(**表1**)[4]。しかし，これら生化学マーカーの結果を待つことによって，再灌流療法の開始に遅れが生じてはならない。
- 貧血や腎機能障害，高血糖や白血球上昇を認める症例は予後不良とされ，これらの評価はリスクの層別化に寄与する可能性がある[4]。

■胸部X線写真

- 重症度評価や鑑別診断に有用であるが，施行は必須ではなく，再灌流療法に遅延をきたさないように施行するべきである。

■心エコー図

- 鑑別診断のみならず，外科的治療を考慮すべき機械的合併症の診断に有用である。ただし，STEMIであることが明らかな症例での施行は必須ではなく，再灌流療法に遅延をきたさないようにするべきである。

上達へのコツ 1

STEMI症例では，診断から再灌流までの時間が最重要である。
自覚症状および12誘導心電図からSTEMIが疑われる場合，ほかの検査を施行することによる再灌流療法施行の遅延は避けるべきである。

表1　発症からの経過時間別にみた各心筋バイオマーカーの診断精度

	＜2時間	2～4時間	4～6時間	6～12時間	12～24時間	24～72時間	＞72時間
ミオグロビン*	○	○	○	○	○	△	×
心臓型脂肪酸結合蛋白（H-FABP）*	○	○	○	○	○	△	×
心筋トロポニンI, T*	×	△	◎	◎	◎	◎	◎
高感度心筋トロポニンI, T	◎	◎	◎	◎	◎	◎	◎
CK-MB	×	△	◎	◎	◎	△	×
CK	×	△	○	○	○	△	×

◎：感度，特異度ともに高く診断に有用である。○：感度は高いが，特異度に限界がある。△：感度，特異度ともに限界がある。×：診断に有用でない。＊：全血迅速診断が可能である。

（日本循環器病学会：ST上昇型急性心筋梗塞の診療に関するガイドライン（2013年改訂版）．http://www.j-circ.or.jp/guideline/pdf/JCS2013_kimura_h.pdf（2018年8月閲覧）より許諾を得て転載）

治療

プレホスピタル・マネジメント

SaO₂ : arterial oxygen saturation
PaO₂ : partial pressure of arterial oxygen

- 救急車内ではMONA（塩酸モルヒネ，酸素，硝酸薬，アスピリン）を考慮し，同時に末梢静脈路を確保する[4]。
- 酸素投与は虚血心筋傷害が軽減する可能性が報告されており，動脈血酸素飽和度（SaO_2）＜90％または動脈血酸素分圧（PaO_2）＜60mmHgを認める患者に[5]，経鼻カニューレまたはフェイスマスクにより100％酸素を2～5L/分で開始する。

血栓溶解療法

PCI : percutaneous coronary intervention

- 救急医療体制や経皮的冠動脈インターベンション（PCI）施行施設の充実により，わが国で適応となる症例は限定される。発症早期の患者でPCI可能な施設への搬送に時間を要する場合などにおいて，その適応を考慮する（**図3**）[4]。

PCI

ACS : acute coronary syndrome

DES : drug-eluting stent
BMS : bare metal stent

IABP : intra aortic balloon pump

- 発症12時間以内で，FMCから90分以内に責任病変を再疎通できると判断した場合，第1選択である（**図4**）[4]。
- 急性冠症候群（ACS）に対する経橈骨動脈アプローチPCIは経大腿動脈アプローチPCIに比し，出血性合併症の発症や全死亡が少ないことが報告されている[6]。**Link➡ Practice　Case 1　p143-145**
- primary PCIにおいて，薬剤溶出性ステント（DES）はベアメタルステント（BMS）に比し再血行再建のリスクが少ないことが報告されている[7]。
- 近年報告された無作為化比較試験では，ルーチンの血栓吸引（thrombus aspiration）が臨床予後の改善に寄与しないことが示された[8, 9]。
- 入院中の非責任病変に対する血行再建は，その後の心血管イベント発症抑制に寄与することが複数の研究で報告されており，考慮すべきである[5]。
- 近年の報告では，心原性ショックを伴う心筋梗塞症例においても，大動脈内バルーンポンプ（IABP）の使用は臨床予後を改善させないことが示された[10]。

ST上昇型心筋梗塞　137

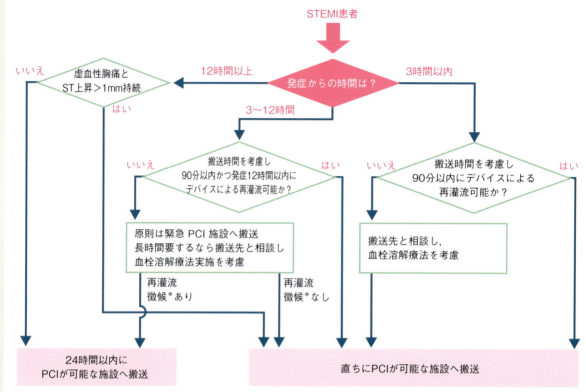

図3 緊急PCIが施行できない施設におけるSTEMIへの対応アルゴリズム

心原性ショック(または進行した左心不全)の場合,発症36時間以内かつショック発現18時間以内はPCI・外科的手術施行可能施設へ搬送する。
＊：胸痛の消失・ST上昇の軽減・T波の陰転化など。

(日本循環器病学会：ST上昇型急性心筋梗塞の診療に関するガイドライン(2013年改訂版). http://www.j-circ.or.jp/guideline/pdf/JCS2013_kimura_h.pdf(2018年8月閲覧)より許諾を得て転載)

冠動脈バイパス術 (CABG)

CABG : coronary artery bypass graft

- PCIが不成功,もしくは冠動脈病変が形態的に手術に適していると判断される場合,機械的合併症により外科的修復が必要な症例などにおいて考慮される。

薬物療法

- 可及的速やかなアスピリン投与と,PCI前にプラスグレルもしくはクロピドグレルの内服が推奨される。出血性合併症がない限り,PCI後12カ月の継続が推奨される。また,消化管出血のハイリスク群に対してはプロトンポンプ阻害薬の併用が推奨される[5]。Link➡Practice Case 1 p143

- **発症早期からの高用量スタチンによる脂質低下療法は,慢性期における心血管イベント抑制に有効であることが示されている。**わが国のガイドラインでは,ACS発症後の患者は低比重リポ蛋白コレステロール(LDL-C)＜70mg/dLを管理目標値として考慮することが記載されている[11]。Link➡Practice Case 1 p145

LDL-C : low density lipoprotein cholesterol

- 心不全もしくは左室収縮能が低下した症例では,β遮断薬,レニン・アンジオテンシン系阻害薬の投与が推奨される。

図4 緊急PCIが施行可能な施設におけるSTEMIへの対応アルゴリズム

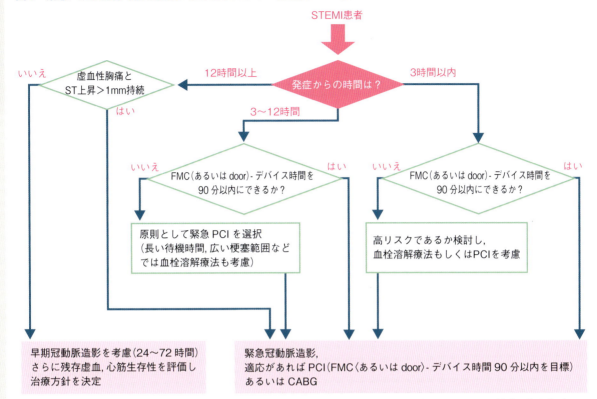

心原性ショック（または進行した左心不全）の場合，発症36時間以内かつショック発現18時間以内はPCI，外科手術を検討する。

（日本循環器病学会：ST上昇型急性心筋梗塞の診療に関するガイドライン（2013年改訂版）．http://www.j-circ.or.jp/guideline/pdf/JCS2013_kimura_h.pdf（2018年8月閲覧）より許諾を得て転載）

早期離床・心臓リハビリテーション

CCU : coronary care unit

- STEMI症例では，再灌流後最低24時間は冠動脈疾患集中治療室（CCU）における心電図モニター下での管理が推奨される[5]。一方，良好な早期再灌流が得られた症例では，早期離床・早期リハビリテーションの介入が重要とされる。
- 禁忌のない限り，すべて患者が包括的外来心臓リハビリテーションを行うことが推奨される[4]。

機械的合併症

- 再灌流療法の普及により，機械的合併症の発症は低下した。しかし，致死率が高い病態であり，聴診・心エコー図検査による速やかな診断が重要である（**表2**）。
- 診断後，迅速なIABPの挿入と，外科的修復が必要である。血行動態や全身状態の安定を理由に手術時期を遅らせるべきではない。

表2　機械的合併症の特徴

特徴	心室中隔穿孔	左室自由壁破裂	僧帽弁乳頭筋断裂
頻度	・再灌流療法なし 1〜3% ・線溶療法あり 0.2〜0.34% ・心原性ショック患者 3.9%	・0.8〜6.2% ・線溶療法はリスクを低下させない ・primary PCIはリスクを低下させる可能性あり	・約1% ・後乳頭筋＞前乳頭筋
発症時期	・2つのピーク： 　24時間以内と3〜5日 ・期間：1〜14日	・2つのピーク： 　24時間以内と3〜5日 ・期間：1〜14日	・2つのピーク： 　24時間以内と3〜5日 ・期間：1〜14日
臨床症状	・胸痛，呼吸困難，低血圧	・胸痛，失神，低血圧，不整脈，嘔気，不穏，突然死	・突然の呼吸困難と肺水腫，低血圧
身体所見	・粗い汎収縮期雑音，thrill(+)，Ⅲ音，肺水腫，両室不全，心原性ショック	・頸静脈怒張(29%)，奇脈(47%) ・electromechanical dissociation ・心原性ショック	・柔らかい心雑音，thrill(−) ・重症肺水腫，心原性ショック
心エコー所見	・心室中隔穿孔，左−右シャント，右室負荷所見	・心膜液貯留，心嚢内の高エコー輝度(血腫)，心筋の亀裂，心タンポナーデの所見	・左室の過剰収縮，乳頭筋ないし腱索の断裂，弁尖の過剰な動き，重症僧帽弁逆流
右心カテーテル	・右房から右室での酸素飽和度の上昇	・心室造影では確認困難，心タンポナーデの典型的所見はつねには現れず	・右房−右室間の酸素飽和度上昇なし，v波増大，肺動脈楔入圧上昇

(Antman EM, et al : J Am Coll Cardiol 44 : E1-E211, 2004より改変引用)

心室中隔穿孔

・胸痛や呼吸困難で発症し，カラードプラ法にて右室内へのシャント血流が観察される。
Link➡Practice　Case 2　p146-149

左室自由壁破裂

PEA：pulseless electrical activity

・典型的には胸痛と心電図上のST-T波変化で始まり，急激な血行動態の虚脱をきたして無脈性電気活動(PEA)を呈する[4]。**Link➡Practice　Case 3　p150-153**

僧帽弁閉鎖不全

・心原性ショックを伴っている場合，予後はきわめて不良である。
・下壁梗塞に肺水腫や心原性ショックを合併した場合，乳頭筋断裂と僧帽弁閉鎖不全の発症を疑わなければならない[4]。

上達へのコツ 2

　STEMI発症後数日以内に突然の胸痛・ショックをきたした際は，機械的合併症の発症を疑い，迅速なベッドサイドでの心エコー図検査により鑑別診断を行う。

文献

1）Higuma T, Soeda T, Abe N, et al : A combined optical coherence tomography and intravascular ultrasound study on plaque rupture, plaque erosion, and calcified nodule in patients with ST-segment elevation myocardial infarction : incidence, morphologic characteristics, and outcomes after percutaneous coronary intervention. JACC Cardiovasc Interv 8 : 1166-1176, 2015.

2）Weaver WD, Litwin PE, Martin JS, et al : Effect of age on use of thrombolytic therapy and mortality in acute myocardial infarction. The MITI Project Group. J Am Coll Cardiol 18 : 657-662, 1991.

3）日本蘇生協議会監修：第5章　急性冠症候群（ACS），JRC蘇生ガイドライン2015．医学書院，東京，2016．

4）日本循環器病学会：循環器病の診断と治療に関するガイドライン（2012年度合同研究班報告）．ST上昇型急性心筋梗塞の診療に関するガイドライン（2013年改訂版）．
http://www.j-circ.or.jp/guideline/pdf/JCS2013_kimura_h.pdf

5）Ibanez B, James S, Agewall S, et al : 2017 ESC Guidelines for the management of acute myocardial infarction in patients presenting with ST-segment elevation : the task force for the management of acute myocardial infarction in patients presenting with ST-segment elevation of the European Society of Cardiology (ESC). Eur Heart J 39 : 119-177, 2018.

6）Valgimigli M, Gagnor A, Calabró P, et al : Radial versus femoral access in patients with acute coronary syndromes undergoing invasive management : a randomised multicentre trial. Lancet 385 : 2465-2476, 2015.

7）Kastrati A, Dibra A, Spaulding C, et al : Meta-analysis of randomized trials on drug-eluting stents vs. bare-metal stents in patients with acute myocardial infarction. Eur Heart J 28 : 2706-2713, 2007.

8）Lagerqvist B, Fröbert O, Olivecrona GK, et al : Outcomes 1 year after thrombus aspiration for myocardial infarction. N Engl J Med 371 : 1111-1120, 2014.

9）Jolly SS, Cairns JA, Yusuf S, et al : Outcomes after thrombus aspiration for ST elevation myocardial infarction : 1-year follow-up of the prospective randomised TOTAL trial. Lancet 387 : 127-135, 2016.

10）Thiele H, Zeymer U, Neumann FJ, et al : Intraaortic balloon support for myocardial infarction with cardiogenic shock. N Engl J Med 367 : 1287-1296, 2012.

11）日本動脈硬化学会：動脈硬化性疾患予防ガイドライン2017年版．2017．

実践 Practice

ST上昇型心筋梗塞

南 尚賢（北里大学医学部循環器内科学）

Case 1

年齢：60歳代
性別：男性

主　訴：胸痛。
既往歴：脂質異常症。
現病歴：以前より断続的な労作時胸痛を自覚していた。帰宅後，突然の前胸部痛を自覚，軽快しないため救急要請し当院搬送となった。

診断

症状・徴候

SpO₂：percutaneous oxygen saturation

- 来院時も冷汗を伴う前胸部絞扼感が持続し，苦悶様。 Link▶Knowledge 診断 p134
- 血圧 118/64mmHg，脈拍 94/分，酸素飽和度（SpO₂）97％，心雑音や浮腫を認めなかった。

上達へのコツ 1

本症例では，救急隊から「12誘導心電図の前胸部誘導でST上昇がみられる」と報告を受けていた。患者到着前から，スタッフ・心臓カテーテル検査室において，迅速な再灌流療法に向けた準備をしておくことが重要である。

検査

■12誘導心電図

- 洞調律，Ⅰ，aV_L誘導およびV₂～V₅誘導にて著明なST上昇を認めた（**図1**）。
- 対側性変化としてⅡ，Ⅲ，aV_F誘導にてST低下を認めた。
- 左冠動脈領域の広範な急性心筋梗塞が疑われた。

方針・経過

STEMI：ST-segment elevation myocardial infarction

- 典型的な病歴や自覚症状，心電図所見からST上昇型心筋梗塞（STEMI）の疑いは濃厚であり，直ちに心臓カテーテル検査室へ搬送の方針とした。
- ベッドサイドで施行した心エコー図検査では，左室駆出率 約40％で前壁中隔の広範な壁運動低下を認め，診断に矛盾しない結果であった。また，可視範囲において明らかな大動脈解離を疑わせる所見を認めなかった。

図1 心電図所見

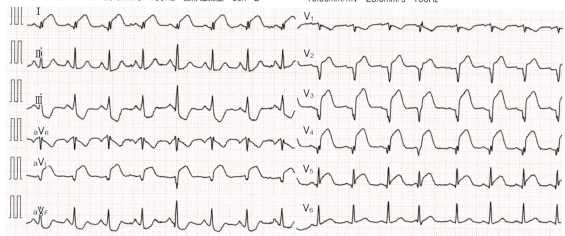

上達へのコツ 2

客観的所見からSTEMIの疑いが濃厚である場合は，ほかの検査の施行や結果の確認によって，再灌流療法の施行に遅延があってはならない[1]。

治療

- 経右橈骨動脈アプローチにて，左右冠動脈造影検査を行った。**Link▶Knowledge** 治療 p137
- 左冠動脈前下行枝近位部で完全閉塞となっており，広範なST上昇を呈した心電図所見と矛盾しない造影所見であった（**図2**）。右冠動脈に有意狭窄は認めなかった。
- 経皮的冠動脈インターベンション（PCI）による再灌流療法を行うこととし，ローディングドーズのクロピドグレルとアスピリンを経口投与した。**Link▶Knowledge** 治療 p138
- 冠動脈ワイヤーで病変部を通過させた後，2.5mm径のセミコンプライアントバルーンで閉塞部を拡張，TIMI-3の血流が得られた（**図3a**）。
- 血管内エコー法（IVUS）を施行して血管径の計測と責任病変の範囲を確認した後，3.0-28mmの薬剤溶出性ステントを留置した（**図3b**）。

PCI：percutaneous coronary intervention

IVUS：intravascular ultrasound

図2 冠動脈造影像
a：左冠動脈前下行枝近位部で完全閉塞を認めた（▶）。
b：右冠動脈に有意狭窄は認めなかった。

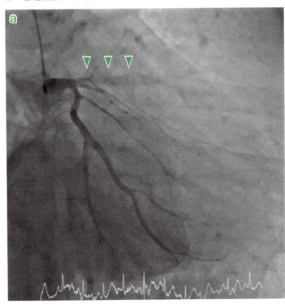
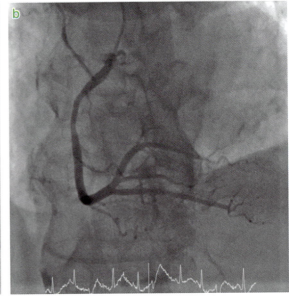

図3 バルーン拡張後の冠動脈造影像
a：責任病変は左冠動脈前下行枝近位部に限局していることがわかる（▶）。
b：薬剤溶出性ステントを1本留置し，病変の良好な拡張が得られた（→）。

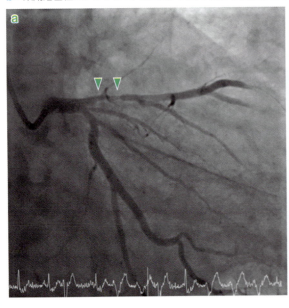
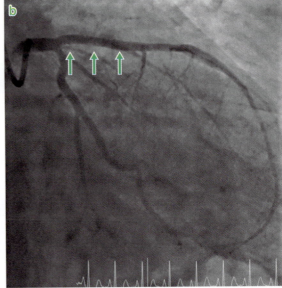

上達へのコツ 3

急性冠症候群（ACS）症例に対するprimary PCIでは，その出血性合併症の少なさから，経橈骨動脈アプローチが推奨されている[2]。緊急時に慌てることのないよう，普段の待機的PCI症例から，経橈骨動脈アプローチに慣れておくことが重要である。
Link➡Knowledge 治療 p137

ACS：acute coronary syndrome

Check Point 1

- 近年，血栓吸引が臨床予後を改善させないとの報告があり，ルーチンでの施行は必須ではない[3, 4]。
- IVUSのみならず，光干渉断層法（OCT）による責任病変の観察も有効である．今後，OCTによるACS発症の機序の解明とテーラーメイド治療の模索に期待がされている[5]。

OCT：optical coherence tomography

予後

LDL-C：low density lipoprotein cholesterol

PCSK9：proprotein convertase subtilisin/kexin type 9

- 救急隊からSTEMIの可能性について事前連絡があり，病院到着後も速やかな診断と再灌流療法が施行できた症例であった。
- 来院時，低比重リポ蛋白コレステロール（LDL-C）209mg/dLと高値であり，アトルバスタチン20mgをPCI後より投与した．しかし，その後も管理目標値には到達せず，退院時にエゼチミブ10mgを，初回外来受診時からヒトプロ蛋白質転換酵素サブチリシン/ケキシン9型（PCSK9）阻害薬を導入した[6]。
- ACS症例に対する早期からの積極的な脂質低下療法は，責任病変のみならず非責任病変のプラーク安定化[7]を通じて，臨床予後の改善に寄与することが示されている．
Link➡Knowledge 治療 p138

Case 2

年齢：70歳代
性別：男性

主　訴：呼吸苦。
既往歴：高血圧症，脂質異常症，糖尿病，閉塞性動脈硬化症で近医通院中。
現病歴：2週間前に冷汗を伴う胸部絞扼感を自覚。1週間前に他院受診し，心筋梗塞に伴う心不全と診断され，入院加療。内科的加療を行っていたが軽快せず，当院に転院となった。

診断

症状・徴候

- 心筋梗塞と診断されるも，発症から約1週間が経過しているため，再灌流療法よりも心不全に対する内科的治療が先行された症例。
- 前医で利尿薬を中心とした約1週間の内科的治療がなされたが，胸水の著明な増加と呼吸苦の増悪を認め，体重は10kg増加した。Link▶Knowledge　診断　p134
- 血圧 138/108mmHg，脈拍 98/分，SpO$_2$ 95%（酸素 3L/分，カヌラ），汎収縮期雑音・Ⅲ音を聴取し，著明な両下腿浮腫を認めた。

Check Point 2

- STEMI発症後，内科的治療に抵抗性の心不全増悪をきたした場合，機械的合併症の発症を疑う。
- 身体診察および迅速なベッドサイドでの心エコー図検査を行う。
- 再灌流療法が行われなかった症例はハイリスク群であり，注意を要する。

検査

CK : creatine kinase
CK-MB : creatine kinase-MB
AST : aspartate aminotransferase
ALT : alanine aminotransferase
BNP : brain natriuretic peptide
Cr : creatinine

■12誘導心電図

- 洞性頻脈，Ⅱ，Ⅲ，aV$_F$誘導にてQ波を伴うST上昇を認めた（図4）。右冠動脈の急性心筋梗塞に起因する心不全と考えられた。

■血液検査

- クレアチンキナーゼ(CK) 102U/L，クレアチンキナーゼMB分画(CK-MB) 10U/L，アスパラギン酸アミノトランスフェラーゼ(AST) 53U/L，アラニンアミノトランスフェラーゼ(ALT) 52U/L，トロポニンT 0.528ng/mL，脳性ナトリウム利尿ペプチド(BNP) 1,380pg/mL，クレアチニン(Cr) 1.17mg/dLなどであった。
- 心筋逸脱酵素(CKなど)はすでに低下していると考えられたが，BNPの著明な上昇を認めた。

■胸部X線写真

- 前医受診時，両側胸水の貯留を認めた（図5a）。内科的治療にもかかわらず，当院転院時は胸水の著明な増悪を認めた（図5b）。

図4 心電図所見

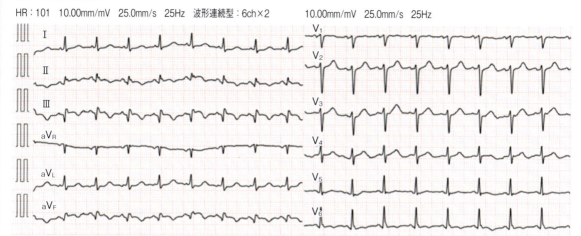

図5 胸部単純X線像
a：前医受診時。両側胸水の貯留を認めた。
b：当院転院時。胸水貯留の著明な増悪を認めた。

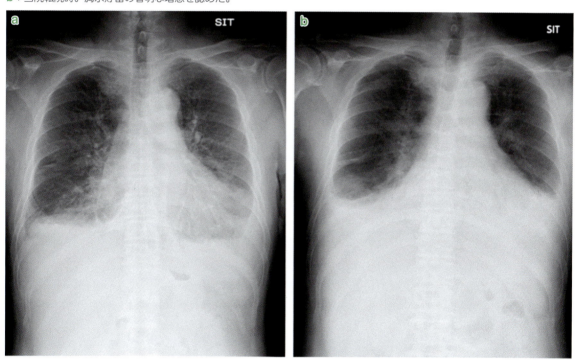

■心エコー図
・左室駆出率50％で下壁の局所壁運動低下を認めた。
・後壁基部よりの心室中隔壁の断裂と，左室から右室へのシャント血流を認めた（図6）。

■冠動脈造影
・左冠動脈に有意狭窄を認めないものの，右冠動脈の完全閉塞が認められた（図7）。

図6 心エコー四腔像

心室中隔の断裂（▶）と左→右シャントを認めた（→）。

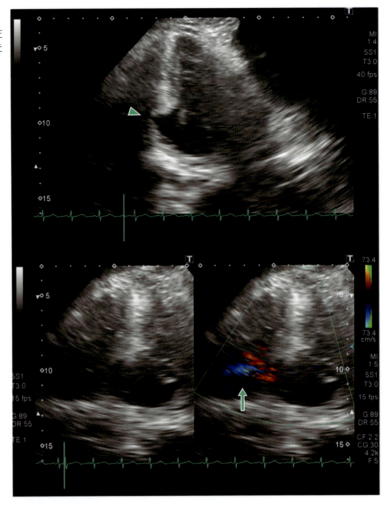

図7 冠動脈造影像

a：右冠動脈の完全閉塞を認めた（▶）。
b：左冠動脈に有意狭窄を認めなかった。

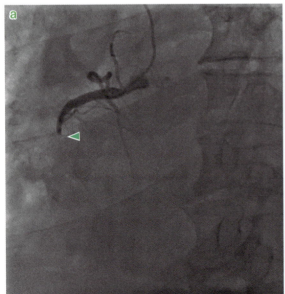
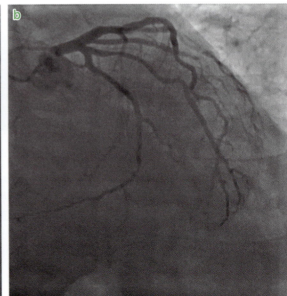

方針・経過

IABP : intra aortic
balloon pump

- 内科的治療に抵抗性の心室中隔穿孔に伴う心不全の増悪と診断した。
- 両側の腸骨動脈閉塞を認めており，大動脈内バルーンポンプ（IABP）挿入は不可能であった。
- 血行動態は安定していたが，早期の外科的修復が必要と判断した。

上達へのコツ 4

粗い汎収縮期雑音・Ⅲ音の出現は，心室中隔穿孔に特徴的な聴診所見である[1]。

心不全が遷延・増悪する症例では，こまめに聴診を行い，機械的合併症の早期診断に努める。Link➡Knowledge　機械的合併症　p139-140

治療

- 速やかに心室中隔穿孔に対する外科的パッチ閉鎖術を施行した。
- 術後に施行した心筋シンチグラフィにて，下壁心筋のviabilityは乏しいと判断，血行再建は行わない方針とした。
- 両側腸骨動脈閉塞に対して経皮的血管形成術によるステント留置を行った。

予後

- いわゆる「遅れの心筋梗塞」にて来院し，再灌流療法のゴールデン・タイムを逃したため，内科的治療を先行した症例であった。
- 汎収縮期雑音・心エコー図所見から，内科的治療に抵抗性の心不全の原因として，心室中隔穿孔が診断され，速やかな外科的修復により良好な予後が得られた。Link➡Knowledge　機械的合併症　p139-140
- 至適薬物療法の継続や，心臓リハビリテーションの実施が肝要と考えられた。Link➡Knowledge　治療　p138-139

Case 3

年齢：70歳代
性別：男性

主　訴：胸痛。
既往歴：糖尿病で近医通院中，前立腺癌。
現病歴：数日前から胸痛が散発，30分程度でおさまっていた。胸痛が再燃し，軽快しないため救急要請し，当院搬送となった。

診断

症状・徴候

- 来院後も冷汗を伴う前胸部痛が持続。Link▶Knowledge　診断　p134
- 病歴・自覚症状はACSに典型的で，迅速な冠動脈造影と再灌流療法が求められた。
- 血圧 200/90mmHg，脈拍 90/分，SpO₂ 99%（酸素 2L/分，カヌラ），心雑音や浮腫を認めなかった。

検査

■12誘導心電図
- 洞調律，前胸部誘導にて著明なST上昇とQ波，II，III，aV_F誘導にて対側性変化としてのST低下を認めた（図8）。左冠動脈前下行枝に起因する広範前壁梗塞が疑われた。

■胸部単純X線
- 縦隔の拡大など，異常所見は認められなかった（図9）。

■血液検査
- CK 217U/L，AST 43U/L，ALT 27U/L，トロポニンT 0.392ng/mL，BNP 95.7pg/mL，Cr 1.04mg/dLなどであった。
- 持続性胸痛の出現からまもないため，心筋逸脱酵素（CKなど）はまだ上昇していないと考えられた。

■冠動脈造影
- 右冠動脈に有意狭窄を認めないものの，左冠動脈前下行枝近位部の完全閉塞が認められた（図10）。

図8　心電図所見

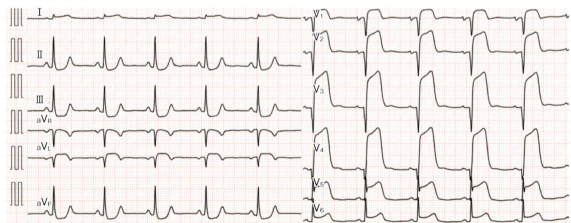

図9　胸部単純X線像

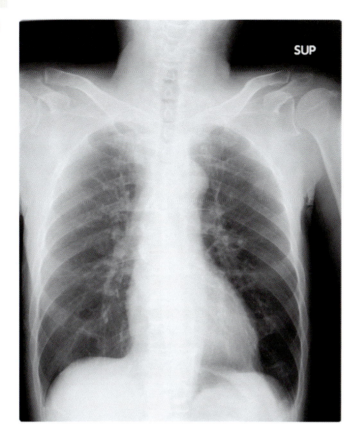

図10　冠動脈造影像
a：左冠動脈前下行枝近位部の完全閉塞を認めた（▶）。
b：右冠動脈に有意狭窄を認めなかった。

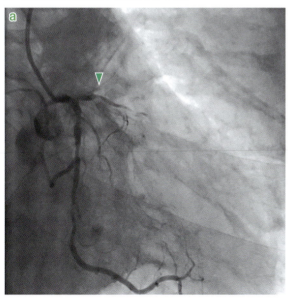
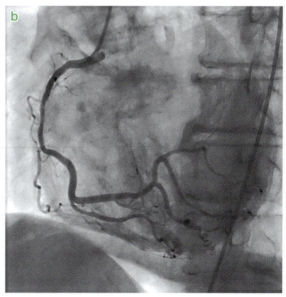

方針・経過

CPA：cardiopulmonary arrest
PEA：pulseless electrical activity
PCPS：percutaneous cardiopulmonary support

- 左冠動脈前下行枝近位部の完全閉塞に起因する，ST上昇型急性前壁心筋梗塞と診断し，PCIによる血行再建を行う方針とした．この時点で血行動態は安定していた．
- 冠動脈ワイヤーは容易に病変部を通過し，バルーン拡張にて左冠動脈前下行枝の血流は回復した（**図11a**）．
- 直後に突然，心肺機能停止（CPA）（波形は無脈性電気活動〔PEA〕）となり，経皮的心肺補助装置（PCPS）を確立した．
- 心エコー図検査を施行すると，心囊液の大量貯留を認めた．冠動脈造影を再度施行すると，左冠動脈前下行枝近位部は閉塞しており，冠動脈からの造影剤漏出は認めなかった（**図11b**）．
- 左室自由壁破裂が疑われたため，緊急で外科的修復が必要と判断し，IABPを留置した[1]．

Link➡Knowledge　機械的合併症　p139-140

Check Point 3

- 左室自由壁破裂は再灌流後のみならず，本症例のようにprimary PCI中に生じることもある．
- primary PCI中に突然の血行動態破綻を認めた場合は，PCIに伴う合併症のみならず，機械的合併症発症の可能性を考えなければならない．
- primary PCI中に心囊液貯留を認めた場合，ワイヤーによる穿孔のみならず，左室自由壁破裂を念頭に置く．

図11　バルーン拡張後の冠動脈造影像
a：左冠動脈前下行枝の再灌流を認めた（→）．
b：PCPS確立後．左冠動脈は再閉塞となっていた（▶）．

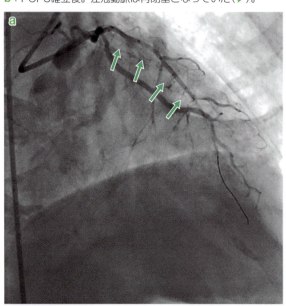
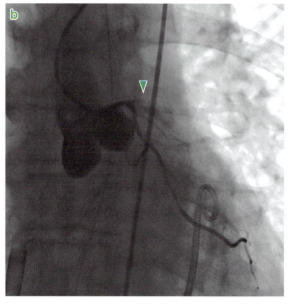

上達へのコツ 5

左室自由壁破裂と診断したら，迅速なPCPS・IABPによるサポートを開始する[1]と同時に，速やかに心臓血管外科医に連絡して，緊急手術を依頼しなければならない。
Link▶Knowledge　機械的合併症　p139-140

ショックなど急激な血行動態の破綻をきたした場合，エコーガイドにて早急な心嚢ドレナージを施行する。

治療

- 左室自由壁前壁に母指頭大の穿孔を認め，緊急で外科的にパッチ閉鎖を行った。

予後

- STEMIに対するprimaryPCI中に，左室自由壁破裂を発症し，血行動態の破綻をきたした症例であった。Link▶Knowledge　機械的合併症　p139-140
- 直ちにPCPS確立・IABP挿入を行い，外科的修復を行った。

文献

1) 日本循環器病学会：循環器病の診断と治療に関するガイドライン（2012年度合同研究班報告）．ST上昇型急性冠症候群の診療に関するガイドライン（2013年改訂版）．
2) Valgimigli M, Gagnor A, Calabro P, et al : Radial versus femoral access in patients with acute coronary syndromes undergoing invasive management: a randomised multicentre trial. Lancet 385 : 2465-2476, 2015.
3) Lagerqvist B, Frobert O, Olivecrona GK, et al : Outcomes 1 year after thrombus aspiration for myocardial infarction. N Engl J Med 371 : 1111-1120, 2014.
4) Jolly SS, Cairns JA, Yusuf S, et al : Outcomes after thrombus aspiration for ST elevation myocardial infarction: 1-year follow-up of the prospective randomised TOTAL trial. Lancet 387 : 127-135, 2016.
5) Jia H, Dai J, Hou J, et al : Effective anti-thrombotic therapy without stenting: intravascular optical coherence tomography-based management in plaque erosion (the EROSION study). Eur Heart J 38 : 792-800, 2017.
6) 日本動脈硬化学会：動脈硬化性疾患予防ガイドライン2017年版．2017.
7) Minami Y, Wang Z, Aguirre AD, et al : Clinical predictors for lack of favorable vascular response to statin therapy in patients with coronary artery disease : a serial optical coherence tomography study. J Am Heart Assoc 6 : pii : e006241, 2017.

基礎知識

Knowledge

非ST上昇型心筋梗塞

齋藤佑一，小林欣夫（千葉大学大学院医学研究院循環器内科学）

- 急性冠症候群（ACS）は，ST上昇型心筋梗塞（STEMI）・非ST上昇型心筋梗塞（NSTEMI）・不安定狭心症に分類され，後2者は非ST上昇型急性冠症候群と包括される場合も多い。本項ではNSTEMIを扱うが，一部，不安定狭心症を含めて論じる。
- NSTEMIはSTEMIと比較して，患者背景・発症機序・重症度といった点において幅広い疾患概念である。
- 個々の患者に対してリスク層別化を行い，適切な治療方針を選択すべきである。
- リスクが高い症例では，より積極的に侵襲的な治療戦略をとるべきである。
- 長期予後はSTEMIよりも不良であることも多く，十分な2次予防が行われるべきである。

ACS：acute coronary syndrome
STEMI：ST-segment elevation myocardial infarction
NSTEMI：non-ST-segment elevation myocardial infarction

診断

病態・病歴

- ACSは，主に冠動脈プラークの破綻やそれに伴う血栓形成により，冠動脈の高度狭窄や閉塞がもたらされ，心筋虚血・壊死をきたす症候群である。プラーク破綻だけでなく，プラーク表面のびらんや石灰化結節よる血栓形成も知られている[1]。STEMIはその大部分が，これらによる閉塞性冠動脈疾患である。
- 一方でNSTEMIでは，冠攣縮や微小血管障害，心筋の酸素需要－供給ミスマッチなどの非閉塞性冠動脈疾患が，約25%を占めると報告されている（**図1**）[2]。
- **多彩な発生機序に由来するNSTEMIでは，患者背景や重症度も幅広いことが知られている。** NSTEMIの患者はSTEMIと比較して，女性が多く，高齢で，糖尿病・高血圧症・脂質異常症・腎機能障害といった心血管イベントリスクをより多く有し，心筋梗塞や経皮的冠動脈インターベンション（PCI）・冠動脈バイパス術（CABG）の既往も多い[3]。

PCI：percutaneous coronary intervention
CABG：coronary artery bypass grafting

- NSTEMIの患者背景は，胸痛を伴わない心筋梗塞患者（全体のおよそ1/3）の特徴と合致しており，病歴を聴取するうえでも注意が必要である。
- **閉塞性冠動脈疾患によるNSTEMIの場合，そのうち40～80%が多枝冠動脈病変であると報告されており（図1b）**[2]**，重症冠動脈3枝病変の患者も多く含まれる。** 一方で，従来は不安定狭心症に分類されていた「クレアチンキナーゼ（CK）上昇を伴わないトロポニン陽性の症例」も近年NSTEMIとして扱われうるなど，NSTEMIは"broad spectrum"な疾患だといえる。

CK：creatine kinase

- ACSにおけるSTEMIの割合が欧米諸国で30〜40％であるのに対し，わが国では60〜70％と高く，NSTEMIは相対的に少ないことが知られているが，今後の増加が見込まれている[3, 4]。

図1 NSTEMIの多彩な発生機序
a：冠動脈亜閉塞，b：多枝冠動脈病変，c：左主幹部病変，d：冠攣縮，e：酸素需要−供給ミスマッチ

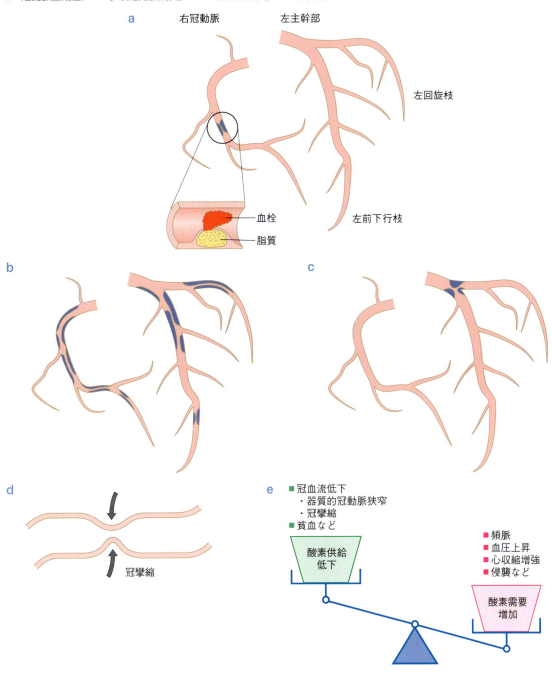

非ST上昇型心筋梗塞 155

上達へのコツ

多彩な発生機序に由来するNSTEMIでは，患者背景や重症度も幅広いことが知られている．女性が多く高齢で，糖尿病・高血圧症・脂質異常症・慢性腎不全といったリスクファクターも多く，冠動脈多枝病変も多く有する．

解剖がわかる

NSTEMIでは多枝冠動脈病変が多く，ときに左主幹部病変が含まれるため注意が必要である．また，冠攣縮や微小血管障害，心筋の酸素需要－供給ミスマッチなどの非閉塞性冠動脈疾患が約25%を占めるなど，多彩な発症機序を有する（**図1**）．

検査

■12誘導心電図

- NSTEMIでは，まず10分以内に心電図を記録し，バイタルサインや病歴などを合わせて，①STEMI，②進行する心筋虚血や不安定な血行動態を伴うNSTEMI，③②の病態を伴わないNSTEMI，④ACSらしくないもの，に分類する[2, 5]．
- 隣接する2誘導以上における0.1mV以上のST上昇がみられない場合，STEMIは否定的であるが，注意を要する場合がある．
- 1つは純後壁梗塞で，背側部誘導（V_7～V_9誘導）を記録することでST上昇が明確になる場合がある．12誘導心電図からこれを導出できる機器も存在する．
- NSTEMIには，aV_R誘導のST上昇症例が含まれることにも留意されたい．このような症例では，左主幹部や多枝病変の重症冠動脈病変例が多く，予後不良である．
- NSTEMIに典型的な心電図変化として，ST低下および陰性T波が挙げられる．前者は一般に責任冠動脈と関係なくV_4～V_6誘導でみられるが，後者は虚血部位を推定することができる．
- 心電図異常がなくともNSTEMIを否定することはできず，繰り返し記録することや，以前に記録された心電図が参照可能な場合は，それと比較することが重要である．
- 心電図は他疾患との鑑別（肺塞栓症など）にも非常に有用である．詳細は「心電図診断」の項（p110-133）も参照されたい．**Link➡Practice　Case 1　p162-163，Case 2　p166-167，Case 3　p170-171**

■血液検査

CK-MB: creatine kinase MB
AST: aspartate aminotransferase
ALT: alanine aminotransferase

- 従来から急性心筋梗塞の診断にはCK，クレアチンキナーゼMB分画（CK-MB），アスパラギン酸アミノトランスフェラーゼ（AST），アラニンアミノトランスフェラーゼ（ALT），ミオグロビンなどの心筋逸脱酵素が用いられてきたが，近年ではトロポニンがきわめて重要な役割を果たしている．
- **トロポニンが上昇していることに加えて，胸部症状や心電図変化などがあれば心筋梗塞と診断することが可能である**[6]．またトロポニン上昇の有無は，NSTEMIのリスク層別化（後述，p157～158）にも有用であり，ACS疑いの症例においては必ず測定されるべきである．ただしSTEMIや高リスクのNSTEMIでは，治療戦略を進める際にその結果を待つべきではない．

■心エコー図検査

- ACS患者に対する心エコー図検査はClass I の適応である。左室局所壁運動異常は虚血性心疾患を示唆するが，それがないからといってACSを否定することは難しい。その診断感度は94%，特異度は84%とする報告もある[5]。

- 他疾患との鑑別や，リスクの層別化（心機能評価や機械的合併症検索）などにも有用である。

■冠動脈造影

- NSTEMIの患者背景や重症度は非常に多彩で，"broad spectrum"な疾患である。

[NSTEMIのリスク層別化]

- **冠動脈造影を直ちに行うか，という点が重要なポイントであり，そのためにリスクの層別化を行う必要がある。**簡便なものではTIMIリスクスコア，比較的よく検証されたものとしてはGRACEリスクスコアが存在する。

- ヨーロッパ心臓病学会のガイドラインでは，実践的なリスク層別化の指標が提示されている（**表1**）[2]。これに基づいて，「どの程度急いで」冠動脈造影を行うべきかを決定する。すなわち，"immediate invasive strategy"（2時間以内），"early invasive strategy"（24時間以内），"invasive strategy"（72時間以内)に分けられる。

- 早期に冠動脈造影を行わない治療戦略は，"selective invasive strategy"（非侵襲的な負荷検査によって冠動脈造影検査の施行を検討する），もしくは"conservative strategy"（保存的加療）とされる[2]。very-high-riskではimmediate invasive strategyが，high-riskではearly invasive strategyが推奨されている。

- STEMIでルーチンのinvasive strategyが望ましいことは広く知られているが，NSTEMIでも基本的にinvasive strategyによって死亡や心筋梗塞が減少することが示されている[7]。特にリスクの高い患者ほどinvasive strategyによって恩恵を受けやすいことが知られており，この点においてもリスク評価は重要である。

- 80歳以上の高齢者に限ってinvasive strategyとconservative strategyを比較した近年の無作為化比較試験（RCT）でも，invasive strategy群のほうが心筋梗塞や緊急血行再建といったイベントにおいて予後良好であった[8]。この研究においても，高齢であるほどinvasive strategyが優位であったことは，やはり高リスク患者であるほど早期に侵襲的な介入を行うべきであることを示している。

- トロポニンが上昇していればそれだけでhigh-riskに該当するため（**表1**），NSTEMI患者に対しては基本的にinvasive strategyを採用するべきである[2]。low-riskの症例では，非侵襲的検査をまず行うべきである。

- 最近のメタ解析でも，やはり高リスクと思われる患者（トロポニン陽性，糖尿病，75歳以上など）では早期のinvasive strategyのメリットが大きいと示唆されている[9]。

TIMI : thrombolysis in myocardial infarction
GRACE : global registry of acute coronary events

RCT : randomized controlled trial

表1 NSTEMIのリスク層別化

very-high-risk
・血行動態不安定，もしくは心原性ショック ・繰り返す，もしくは継続している胸痛（薬剤抵抗性） ・致死的不整脈，もしくは心停止 ・機械的合併症 ・急性心不全 ・再発するST-T変化（特に間欠的ST上昇）
high-risk
・心筋梗塞として矛盾しないトロポニン上昇（もしくは前値からの低下） ・ST-T変化（症状の有無にかかわらない） ・GRACEリスクスコア＞140
intermediate-risk
・糖尿病・腎機能障害（eGFR＜60mL/分/1.73m^2） ・心機能低下（LVEF＜40％），もしくはうっ血性心不全 ・心筋梗塞後早期の胸痛 ・PCI，もしくはCABGの既往 ・GRACEリスクスコア＞109（＜140）
low-risk
・上記に該当しないもの

eGFR：estimate glomerular filtration rate（推算糸球体濾過量）
LVEF：left ventricular ejection fraction（左室駆出率）

（文献2より引用）

Check Point

- バイタルサイン，病歴，12誘導心電図などからリスクの層別化を行う。
- トロポニンをチェックする。
- トロポニン陽性であれば高リスクであり，早期の侵襲的治療を進める。

治療

冠血行再建（PCI，CABG）

- リスク評価に基づいて冠動脈造影を行った後，その検査所見に応じて血行再建（PCIもしくはCABG）が検討される。進行する心筋虚血がある場合には，より早期の血行再建が可能であるPCIが選択されることが多いが，そうでない状況では解剖学的事由（左主幹部や左前下行枝近位部を含む多枝病変であるかということや，SYNTAXスコアなど）および糖尿病・腎機能障害の有無などに基づいて，PCIもしくはCABGを選択する。
- **NSTEMIは患者背景や重症度といった点において"broad spectrum"であることから，特にハイリスクな症例についてはハートチームで個別に検討する必要がある。**
- わが国では，STEMIに対するPCIの割合（95％前後）には及ばないものの，NSTEMIでも圧倒的にPCIが選択されている（PCI 67～90％ vs CABG 4％前後）[3]。PCIによる血行再建を行う場合，橈骨動脈アプローチが望ましく，基本的には新世代の薬剤溶出性ステントを用いることが推奨される[2]。

- NSTEMIでは冠動脈多枝病変を有することが多く，完全血行再建の要否やタイミングに関して多くの研究がなされている。
- RCTではない研究における「完全血行再建が行われなかった群」には，より厳しい患者背景（高齢でフレイルであるなど）や病変背景（血行再建が困難な冠動脈病変など）の症例が多く含まれる可能性に留意すべきだが，近年のレジストリデータにおけるプロペンシティスコアでマッチされた集団では，PCIによる完全血行再建がNSTEMI患者の死亡率を改善すると報告されている（NSTEMI後の1年死亡率：完全血行再建群 4.5% vs 非完全血行再建群 10.3%，$p < 0.05$）[10]。大規模RCTはないため注意が必要だが，完全血行再建は検討されるべきである。

■非責任病変治療のタイミング

- 完全血行再建をPCIにより行う場合，どのようなタイミングで非責任病変の治療を行うべきか，ということも最近の話題である。
- 2016年に発表されたSMILE試験では，542人の多枝病変を有するNSTEMI患者を，①NSTEMIの際にPCIで完全血行再建する群，②NSTEMIの際には責任病変のみ治療して同入院中に非責任病変に対するPCIを行う群，に割り付けた[11]。
- 結果として，一期的にPCIで血行再建を行った群において，有意に心血管イベントが抑制された（再血行再建のハザード比 0.52，95%信頼区間 0.31〜0.89，$p = 0.01$，死亡のハザード比 0.56，95%信頼区間 0.31〜1.02，$p = 0.06$）。一方で，造影剤使用量は一期的PCI群で100mL以上増加していた（295mL vs 180mL，$p < 0.001$）。
- 本試験にはいくつかの問題点がある（後日PCIが行われた群での再血行再建率が著しく高い，2群のイベントが半年後程度から乖離してくる，血行動態不安定や解剖学的に厳しい病変は除外されている，など）ものの，少なくとも一期的なPCIが可能な症例においては，それが有用である可能性が示された。
- ACSに対するPCIの適切性基準（appropriate use criteria）が近年改訂されており[12]，ACSで一期的に非責任病変の血行再建まで行うことは，心原性ショックが持続する状況においてのみ適切とされている。
- 責任病変の血行再建後，同入院中に無症状で虚血が証明されていない非責任病変の中等度狭窄に血行再建を行うことは適切でない（rarely appropriate）とされており，この点について十分に留意すべきである。

■NSTEMIにおける多枝病変の評価

- NSTEMIの際にどのように多枝病変を評価するかは重要なポイントであり，近年は血流予備量比（FFR）を用いた治療戦略に関する報告がなされている。
- FAMOUS-NSTEMI試験は，NSTEMI患者を血管造影ガイドで治療する群と，FFRガイドで治療する群とに割り付けたRCTである[13]。
- FFRガイド群では20%以上の症例で治療方針が変更され，薬物治療のみの治療戦略が有意に増加した。
- 結果としてFFRガイド群では，血行再建を行う割合が少なかったにもかかわらず，心血管イベントは血管造影ガイド群と同等程度であった（12カ月心血管イベント：7.4% vs 9.2%，$p = 0.56$）。ただし，本試験の主要エンドポイントは治療方針変更の割合であり，心血管イベントは副次評価項目である。

FFR：fractional flow reserve

- 本試験では99％以上の病変枝でFFR測定に成功しており，習熟した施設や術者においては，NSTEMIという臨床状況でも十分にFFR測定という手技が可能であることも示された。
- 2018年7月現在，FULL REVASC試験（NCT02862119）やFRAME-AMI試験（NCT02715518）といった大規模RCTが進行中であり，その結果が待たれる。

薬物療法

- **慢性期の薬物治療は基本的にSTEMIと同様であり，抗血小板薬，スタチン，レニン・アンジオテンシン系阻害薬，β遮断薬が使用される。** ただし，心機能低下が明らかでない症例においても，レニン・アンジオテンシン系阻害薬やβ遮断薬が予後を改善するかは明らかでない。食事・運動療法や患者教育などが重要であることはいうまでもない。
- 急性期から上記の治療を導入することが重要であるが，特に抗血小板療法については注意が必要である。
- STEMIでは診断時（救急外来）からの抗血小板薬2剤併用療法が推奨されているが，NSTEMIでは冠動脈造影に引き続いてPCIが行われる時点で投与されるべきである[2]。
- ACSにおいて，プラスグレルはクロピドグレルを超えるイベント抑制効果をもたらす可能性があり，欧米では第1選択となっているが，わが国（での用量）では明らかでない[14]。
- プラスグレルでは，クロピドグレルと比較して速やかな抗血小板効果が発揮されるが，いずれにせよ，抗血小板効果が示されるのには通常2時間以上を要することには注意されたい[15]。

予後

- 従来は不安定狭心症に分類されていたような症例が含まれるからといって，NSTEMIの予後は必ずしも良好でない。
- NSTEMIの治療成績は，invasive strategyなどの発展に伴って年々改善しているが[16]，長期予後はSTEMIよりも不良であるとされる。近年のわが国からの報告でも，NSTEMIはSTEMIよりも長期予後が不良であった[3]。
- NSTEMI症例の長期予後が不良であるのは，心血管イベントリスクを複数有する症例や多枝病変症例が多いことによると思われる。いずれにせよ，STEMIと同様に適切な急性期および慢性期治療が必要である。

文献

1 ）Naghavi M, Libby P, Falk E, et al：From vulnerable plaque to vulnerable patient：a call for new definitions and risk assessment strategies：part I. Circulation 108：1664-1672, 2003.

2 ）Roffi M, Patrono C, Collet JP, et al：2015 ESC Guidelines for the management of acute coronary syndromes in patients presenting without persistent ST-segment elevation：task force for the management of acute coronary syndromes in patients presenting without persistent ST-Segment elevation of the European Society of Cardiology (ESC). Eur Heart J 37：267-315, 2016.

3 ）Ishihara M, Nakao K, Ozaki Y, et al：Long-term outcomes of non-ST-elevation myocardial infarction without creatine kinase elevation--The J-MINUET Study. Circ J 81：958-965, 2017.

4 ）Fox KA, Goodman SG, Klein W, et al：Management of acute coronary syndromes. Variations in practice and outcome；findings from the Global Registry of Acute Coronary Events (GRACE). Eur Heart J 23：1177-1189, 2002.

5 ）日本循環器病学会：循環器病の診断と治療に関するガイドライン（2011年度合同研究班報告）. 非ST上昇型急性冠症候群の診療に関するガイドライン（2012年改訂版）.

6 ）Thygesen K, Alpert JS, Jaffe AS, et al：Fourth universal definition of myocardial infarction (2018). J Am Coll Cardiol：pii：S0735-1097(18)36941-9, 2018. [Epub ahead of print]

7 ）Fox KA, Clayton TC, Damman P, et al：Long-term outcome of a routine versus selective invasive strategy in patients with non-ST-segment elevation acute coronary syndrome a meta-analysis of individual patient data. J Am Coll Cardiol 55：2435-2445, 2010.

8 ）Tegn N, Abdelnoor M, Aaberge L, et al：Invasive versus conservative strategy in patients aged 80 years or older with non-ST-elevation myocardial infarction or unstable angina pectoris (After Eighty study)：an open-label randomised controlled trial. Lancet 387：1057-1065, 2016.

9 ）Jobs A, Mehta SR, Montalescot G：Optimal timing of an invasive strategy in patients with non-ST-elevation acute coronary syndrome：a meta-analysis of randomised trials. Lancet 390：737-746, 2017.

10）Quadri G, D'Ascenzo F, Moretti C, et al：Complete or incomplete coronary revascularization in patients with myocardial infarction and multivessel disease. A propensity score analysis from the "real life" BleeMACS (Bleeding complications in a Multicenter registry of patients discharged with diagnosis of Acute Coronary Syndrome) registry. EuroIntervention 13：407-414, 2017.

11）Sardella G, Lucisano L, Garbo R, et al：Single-staged compared with multi-staged PCI in multivessel NSTEMI patients：the SMILE trial. J Am Coll Cardiol 67：264-272, 2016.

12）Patel MR, Calhoon JH, Dehmer GJ, et al：ACC/AATS/AHA/ASE/ASNC/SCAI/SCCT/STS 2016 appropriate use criteria for coronary revascularization in patients with acute coronary syndromes：a report of the American College of Cardiology appropriate use criteria task force, American Association for Thoracic Surgery, American Heart Association, American Society of Echocardiography, American Society of Nuclear Cardiology, Society for Cardiovascular Angiography and Interventions, Society of Cardiovascular Computed Tomography, and the Society of Thoracic Surgeons. J Am Coll Cardiol 69：570-591, 2017.

13）Layland J, Oldroyd KG, Curzen N, et al：Fractional flow reserve vs. angiography in guiding management to optimize outcomes in non-ST-segment elevation myocardial infarction：the British Heart Foundation FAMOUS-NSTEMI randomized trial. Eur Heart J 36：100-111, 2015.

14）Saito S, Isshiki T, Kimura T, et al：Efficacy and safety of adjusted-dose prasugrel compared with clopidogrel in Japanese patients with acute coronary syndrome：the PRASFIT-ACS study. Circ J 78：1684-1692, 2014.

15）Wakabayashi S, Kitahara H, Nishi T, et al：Platelet inhibition after loading dose of prasugrel in patients with ST-elevation and non-ST-elevation acute coronary syndrome. Cardiovasc Interv Ther 33：239-246, 2018.

16）Hall M, Dondo TB, Yan AT, et al：Association of clinical factors and therapeutic strategies with improvements in survival following non-ST-elevation myocardial infarction, 2003-2013. JAMA 316：1073-1082, 2016.

実 践

Practice

非ST上昇型心筋梗塞

齋藤佑一，小林欣夫（千葉大学大学院医学研究院循環器内科学）

Case 1

年齢：70歳代
性別：男性

主　訴：胸部圧迫感。
既往歴：脂質異常症・高血圧症・糖尿病で近医通院中。
現病歴：3カ月前から労作時に胸部圧迫感を自覚していたが，特に1カ月前から頻度・程度とも増悪傾向であった。受診同日，夜間就寝時に強い胸部圧迫感を自覚したため，当院へ救急搬送された。

診断

症状・徴候

ACS : acute coronary syndrome

- 複数の冠危険因子を有する患者の典型的な胸部症状で，以前からの症状は労作性狭心症を示唆する。今回の症状は強い安静時胸痛であり，急性冠症候群（ACS）を疑う病歴である。
- この時点での内服薬は，プラバスタチン 5mg，テルミサルタン 40mg，アムロジピン 5mg，リナグリプチン 5mgであった。
- 来院時のバイタルサインは保たれていた（体温 36.2℃，血圧 132/72mmHg，脈拍 60/分，酸素飽和度 98%〔室内気〕）。

検査

■12誘導心電図

- 洞調律，V_5〜V_6誘導でわずかなST低下がみられ，Ⅱ，Ⅲ，aV_F誘導および前胸部誘導のST終末に小さな陰性T波を認めた（図1）。
- 陰性T波は責任冠動脈を反映するため，局在診断が可能である。本症例では広範に陰性T波がみられており，虚血性心疾患とすれば多枝病変の可能性がある。**Link** ➡
Knowledge　診断（検査）　p156

■血液検査

CK : creatine kinase
CK-MB : creatine kinase MB
AST : aspartate aminotransferase
ALT : alanine aminotransferase
BNP : brain natriuretic peptide
Cr : creatine
HbA1c : hemoglobin A1c
LDL-C : low density lipoprotein cholesterol

- クレアチンキナーゼ（CK） 125U/L，クレアチンキナーゼMB分画（CK-MB） 9.5U/L，アスパラギン酸アミノトランスフェラーゼ（AST） 28U/L，アラニンアミノトランスフェラーゼ（ALT） 11U/L，トロポニンI 3.41ng/mL，脳性ナトリウム利尿ペプチド（BNP） 32.9pg/mL，クレアチニン（Cr） 0.72mg/dL，ヘモグロビンA1c（HbA1c） 6.6%，低比重リポ蛋白コレステロール（LDL-C） 105mg/dLなどであり，心筋逸脱酵素（CKなど）は正常範囲内であるが，トロポニンは有意に上昇していた。

図1 心電図
II, III, aV_F誘導および前胸部誘導のST終末に小さな陰性T波がみられる（矢印）。

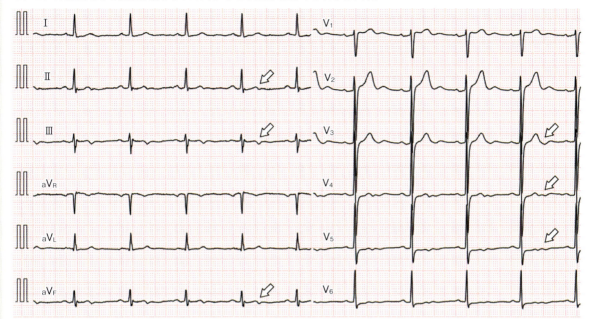

■心エコー図検査
- 左室駆出率 58％で局所壁運動異常はなかった。有意な左室の肥大や拡大はみられず、明らかな弁膜症を認めなかった。心膜液もみられなかった。
- 局所壁運動異常はACSの診断において有用な所見であるが、これが認められないからといってACSを否定することは難しい。**Link▶Knowledge　診断（検査）　p157**

方針・経過

NSTEMI : non-ST-segment elevation myocardial infarction

- 複数の冠危険因子を有する患者が、ACSを疑わせる病歴で救急搬送された。心電図変化は虚血性心疾患として矛盾しないもので、多枝病変の可能性も考えられた。胸部症状およびトロポニン陽性から急性心筋梗塞と診断可能であり、ST上昇がみられないことから非ST上昇型心筋梗塞（NSTEMI）と判断された。
- 血行動態は安定していたがトロポニン陽性であることから、ヨーロッパ心臓病学会ガイドラインにおける"high-risk"であり、緊急で冠動脈造影が行われた。**Link▶Knowledge　診断（検査）・表1　p157-158**

Check Point

- 速やかにリスクを層別化し、侵襲的な検査・治療（invasive strategy）を行うべきかを検討する。
- 本症例ではヨーロッパ心臓病学会ガイドラインにおける"high-risk"であることから、少なくとも"early invasive strategy"（24時間以内に冠動脈造影を行う）が適切と考えられた。**Link▶Knowledge　診断（検査）・表1　p157-158**
- なお、実際にどのような治療戦略をとるべきであるかは、個々の患者や施設の状況などに依存する。

治療

- 橈骨動脈アプローチで冠動脈造影を行った。**Link➡Knowledge 治療（冠血行再建） p158** 右冠動脈遠位部および左前下行枝近位部に高度狭窄病変がみられた（#3：90%, #6：90%）（**図2**）。
- NSTEMIでは多枝病変を有する症例が多く、心電図所見とも矛盾しないものであった。**Link➡Knowledge 診断（検査） p156** いずれが責任病変であるかを特定することは困難であり、一期的に経皮的冠動脈インターベンション（PCI）を行う方針とした。
- この時点でプラスグレルをローディングしたうえで（アスピリンは検査前より内服）、左前下行枝および右冠動脈に対して、血管内エコー法ガイド下でPCIを行った。いずれも減衰の強い脂質プラークに血管内腔の血栓と思われるエコー像を伴う亜閉塞病変であった。新世代の薬剤溶出性ステントを留置した（**図2**）。
- プラバスタチン 5mgをアトルバスタチン 10mgに変更した。

PCI：percutaneous coronary intervention

図2 冠動脈造影
a：PCI前。左前下行枝近位部（上段）および右冠動脈遠位部（下段）に高度狭窄病変がみられた（▶）。
b：PCI後。ステント留置により血行再建された。

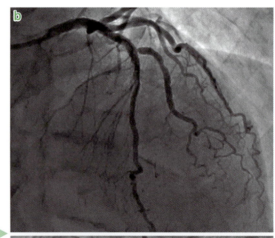
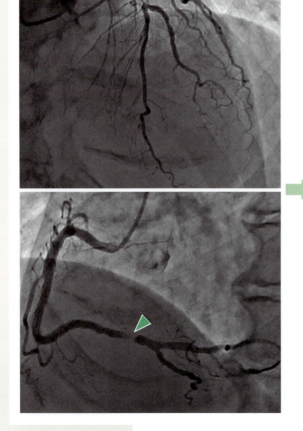
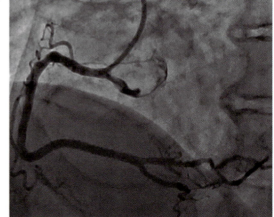

なぜその薬剤を処方したのか？1

　LDL-C低下による心血管イベント減少は確立されており，わが国でのガイドラインでも強く推奨されている[1]。特にACSの2次予防では，厳格な管理が必要である。

　本症例ではプラバスタチン 5mgからアトルバスタチン 10mgに変更したが，これでも十分にLDL-Cが低下しなければ，エゼチミブの追加や，場合によってはヒトプロ蛋白質転換酵素サブチリシン/ケキシン9型（PCSK9）阻害薬の併用も考慮される。家族性高コレステロール血症についてのスクリーニングも重要である。

PCSK9 : proprotein convertase subtilisin/kexin type 9

なぜその薬剤を処方したのか？2

　冠動脈造影により冠動脈の解剖を把握し，PCIを行う方針としたうえでプラスグレルをローディングした。**Link▶Knowledge　治療（薬物療法）　p160**　NSTEMIにおけるP2Y$_{12}$阻害薬のローディングは，このようなタイミングが妥当と考えられる[2]。

　また，従来から用いられているクロピドグレルと比較して，プラスグレルではACS症例においてより有効である可能性があるが**Link▶Knowledge　治療（薬物療法）　p160**，一方で出血事象が増える懸念が指摘されている。

　ACS急性期はプラスグレルなどを用い，1ヵ月以降はクロピドグレルに変更することでイベント（特に出血事象）が減少したとの小規模無作為化比較試験もあるが[3]，いずれにせよ人種差や用量の違いなどを十分に考慮すべきである。

上達へのコツ 1

　多枝病変のNSTEMIにおいて，責任病変を同定することは（血管内イメージングを用いても）必ずしも容易でない。血流予備量比（FFR）を使用することや，一期的な血行再建も検討される。**Link▶Knowledge　治療（冠血行再建）　p158-160**

　ただし，NSTEMIは"broad spectrum"な疾患概念であり，これらについては個々の状況に応じた検討が必要である。

FFR : fractional flow reserve

予後

STEMI : ST-segment elevation myocardial infarction

- 多枝冠動脈病変によるNSTEMIに対して，一期的にPCIを行った1例である。
- 治療後のCK上昇は軽微にとどまり（最大255U/L），第3病日に軽快退院となった。
- 本症例は，従来であれば不安定狭心症に分類されていたであろう，CK上昇を伴わないNSTEMIである。30日以内の短期的イベントリスクは低いものの，長期的にはCK上昇を伴うNSTEMIと同様に，ST上昇型心筋梗塞（STEMI）よりも予後不良である。**Link▶Knowledge　予後　p160**　NSTEMI後の約3年間において，死亡・心筋梗塞・脳卒中・不安定狭心症に対する再血行再建・心不全入院の複合イベントを，30％以上の症例で経験する[4]。
- 食事・運動療法や，疾病に対する患者の意識向上は重要である。また，薬物療法による2次予防を厳格に行うことも必要であろう。本症例では慢性期にLDL-C 69mg/dLまで低下した。同様に，血圧や耐糖能障害の管理も肝要である。

Case 2

年齢：80歳代
性別：女性

主　訴：呼吸困難・胸部不快感。

既往歴：高血圧症・慢性腎臓病・陳旧性脳梗塞などで近医通院中。2年前から労作時に胸部不快感を自覚しており，硝酸薬などを処方されて症状は安定していた。

現病歴：入院同日未明に就寝していたが，呼吸困難および胸部不快感で覚醒した。硝酸薬頓用でも症状が改善しないため，当院へ救急搬送された。来院時点で胸部症状はみられなかったが，呼吸困難は持続していた。

診断

症状・徴候

ADL : activities of daily livings

- 複数の冠危険因子を有する高齢患者の非典型的な胸部症状であった。
- 身長 137cm，体重 38kgと小柄で，押し車で家の周囲をなんとか歩ける程度の日常生活動作（ADL）であった。
- 来院時のバイタルサインは，体温 36.6℃，血圧 112/62mmHg，脈拍 120/分（不整），酸素飽和度 92%（室内気）などであった。
- 両側肺野でラ音が，第3肋間胸骨左縁から頸部にかけて高調な駆出性収縮期雑音が聴取された。頸静脈怒張や浮腫はなかったが，軽度の末梢冷感がみられた。

検査

eGFR : estimate glomerular filtration rate

■12誘導心電図

- 心房細動，心拍数 120/分程度，V_4～V_6誘導でST低下がみられた。V_1～V_3誘導のR波は増高不良であり，aV_R誘導ではわずかにST上昇が疑われた（**図3**）。

■胸部単純X線

- 心胸郭比 62%と拡大しており，両側肺野でうっ血がみられた（**図4**）。

■血液検査

- CK 65U/L，トロポニンI 0.61ng/mL，BNP 527.4pg/mL，Cr 1.38mg/dL（推算糸球体濾過量〔eGFR〕28.3mL/分/1.73m²），Hb 10.0g/dLなどであり，トロポニンは有意に上昇していた。腎機能障害がみられ，BNPも上昇していた。

■心エコー図検査

- 左室駆出率 32%で，特に前壁中隔から心尖部にかけては高度に壁運動低下していた。中等度の大動脈弁狭窄症を伴っていた（ピーク血流速度 2.8m/秒，大動脈弁口面積 0.9 cm²）。

方針・経過

- 来院時点でうっ血性心不全を呈しており，腎機能障害も合併していた。心電図で前胸部誘導のST低下がみられたが，頻脈性心房細動であり，トロポニン陽性も心不全および腎機能障害によっても説明されうるものであった。左室壁運動異常は虚血性心疾患を示唆するものであるが，今回のイベントかは不明であった。
- NSTEMIの可能性を十分に考慮したうえで，まず集中治療室での加療が開始された（非侵襲的陽圧換気および硝酸薬持続静注）。3時間後の血液検査でさらにトロポニン値は上昇しており（6.01ng/mL），呼吸状態も悪化傾向であったため，気管挿管および人工呼吸管理のうえで緊急冠動脈造影が行われた。

図3 心電図

V_1～V_3誘導のR波増高不良，V_4～V_6誘導のST低下がみられ，aV_R誘導ではわずかにST上昇が疑われた（矢印）。

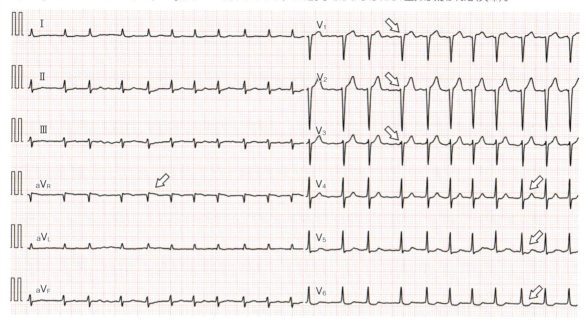

図4 胸部単純X線

心胸郭比62％と拡大しており，両側肺野でうっ血がみられた。

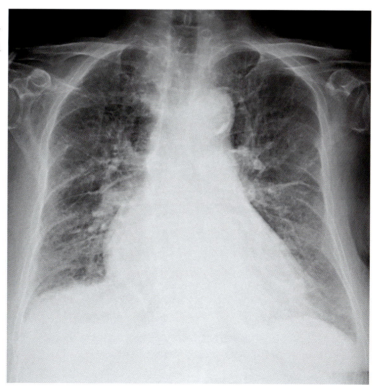

上達へのコツ 2

　腎機能障害がある場合，その悪化を懸念して侵襲的検査・治療が回避される傾向にあり，このような状況は「腎臓優先主義(renalism)」とよばれる[5]。しかし，必要な冠動脈造影が行われないことで，かえって予後が悪化することが知られており，状況に応じて躊躇せず侵襲的検査・治療を行うべきである。

治療

- 橈骨動脈アプローチで冠動脈造影を行った。**Link➡Knowledge　治療（冠血行再建）p158**　右冠動脈入口部の中等度～高度狭窄および左前下行枝近位部の亜閉塞病変がみられた(#1：75％，#6：99％)（**図5**）。
- 責任病変は左前下行枝と考えられ，この時点でクロピドグレルをローディングしたうえで(アスピリンは検査前より内服)，同部位に対するPCIを行った（**図5**）。手技中から血圧が低下傾向であったため，カテコラミン投与に加えて大動脈バルーンパンピングを開始した。
- 術後，peak CK 1,143U/Lまで上昇した。頻脈性心房細動および大動脈弁狭窄症などの合併もあり，心不全管理に難渋した。また，大動脈バルーンパンピング刺入部からの出血があり，貧血が進行した。人工呼吸器関連肺炎も合併し，気管切開を行ったうえで抗菌薬治療などを行った。

上達へのコツ 3

　本症例では橈骨動脈アプローチを選択した。近年の大規模無作化比較試験により，大腿動脈アプローチに対する橈骨動脈アプローチの優位性(大出血および死亡の低減)が明らかとなっており[6]，2015年ヨーロッパ心臓病学会のガイドラインでも(橈骨動脈アプローチに習熟した施設では)ACSにおいてその選択が強く推奨されている[7]。

なぜその薬剤を処方したのか？ 3

　本症例においては，クロピドグレルをローディングしてPCIを行った。心房細動に対して抗凝固療法が行われる場合には，抗血小板薬2剤併用療法とあわせて"triple therapy"となる。
　欧米のガイドラインでは，triple therapyにおいてプラスグレル(およびチカグレロル)を用いるべきでないとされている[7]。
　日本人において異なる用量で，同様にtriple therapyの際にクロピドグレルを用いるべきか明らかでないが，現時点ではtriple therapyにおいてプラスグレル(およびチカグレロル)の使用は避けるべきであろう。

図5 冠動脈造影

a：PCI前。左前下行枝近位部の亜閉塞病変（#6：99%）がみられた（▶）。
b：PCI後。ステント留置により血行再建された（▶）。

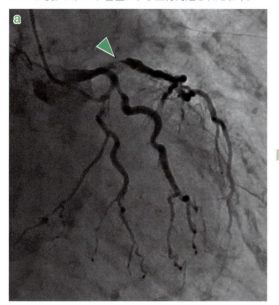
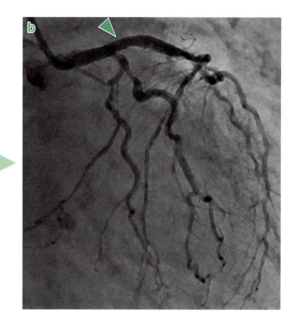

予後

- フレイルで多くの合併症を有するNSTEMIの1例である。心不全および肺炎の増悪により，第28病日に永眠された。
- 本症例のようにCK上昇を伴うNSTEMIは，STEMIと同等のイベントリスクを有しており，より複雑な患者・病変背景などから死亡リスクも高いことを認識する必要がある[4]。

Case 3

年齢：50歳代
性別：男性

主　訴：胸痛。
既往歴：健康診断で高血圧の指摘を受けていたものの，通院治療などは行っていなかった。現喫煙者である。
現病歴：入院同日の早朝に強い胸痛を自覚したため，当院へ救急搬送された。胸痛は来院時でも，軽快傾向ながら持続していた。

診断

症状・徴候

- 高血圧症および喫煙のリスクを有する中年男性の胸痛症例である。
- バイタルサインおよび身体所見に，特記すべき異常はなかった。

検査

■12誘導心電図
- 洞調律，不完全右脚ブロック，Ⅱ，Ⅲ，aV_F，$V_4 \sim V_6$誘導でST低下がみられる（**図6**）。

■血液検査
- CK 205U/L，トロポニンI 0.19ng/mL，BNP 13.4pg/mL，Cr 0.79mg/dLなどであり，トロポニンは軽度だが有意に上昇していた。

■心エコー図検査
- 左室駆出率60％で，心収縮は保たれていた。特記すべき異常はなかった。

方針・経過

- 虚血性心疾患に矛盾しない胸痛に心電図変化（ST低下）を伴っており，トロポニン陽性であることからNSTEMIと判断した。
- ヨーロッパ心臓病学会ガイドラインにおける "high-risk" であることから，緊急で冠動脈造影が行われた。**Link➡Knowledge　診断（検査）・表1　p157-158**

治療

- 橈骨動脈アプローチで冠動脈造影を行った。**Link➡Knowledge　治療（冠血行再建）p158**
- まず硝酸薬を投与せずに左右冠動脈を造影したが，器質的な冠動脈病変はみられなかった。そのため，アセチルコリン負荷（冠攣縮誘発）検査を施行した。
- 左冠動脈にアセチルコリン 20μgを投与したところ，左前下行枝および回旋枝にびまん性の冠攣縮が誘発され，強い胸痛および心電図でのST上昇を伴った（**図7**）。
- 左冠動脈で低用量にて高度の冠攣縮が誘発されたことから，右冠動脈にはアセチルコリン 10μgで負荷を行ったが（通常は20μgから負荷）[8]，同様に冠攣縮が誘発された。
- 硝酸薬冠動脈内投与により，冠攣縮は解除された（**図7**）。以上より，冠攣縮性狭心症と診断した。
- カルシウム拮抗薬および長時間作用型硝酸薬を導入し，退院となった。

図6 心電図
Ⅱ，Ⅲ，aV_F，V_4～V_6誘導でST低下がみられる（矢印）。

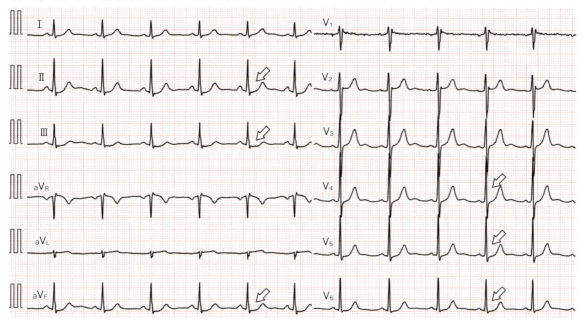

図7 冠動脈造影
a：アセチルコリン負荷によって左前下行枝および回旋枝は亜閉塞をきたし，強い胸痛および心電図でのST上昇を伴った。
b：硝酸薬冠動脈内投与により，亜閉塞は解除された。

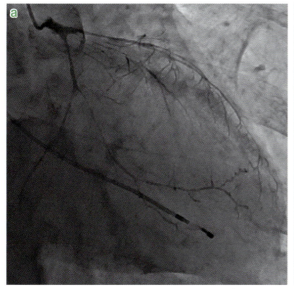
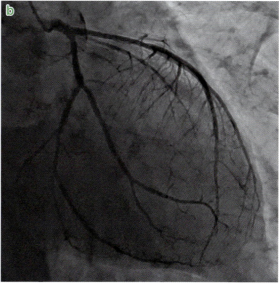

なぜその薬剤を処方したのか？ 4

　冠攣縮性狭心症の薬物治療としてカルシウム拮抗薬はClass Ⅰに位置付けられており[8]，まず投与されるべき薬剤である。長時間作用型硝酸薬やニコランジルはClass Ⅱaとなっており，併用されることも多い。
　本症例のような多枝攣縮症例は，その後の心血管イベントが多いと報告されており[9]，厳格な薬物療法が必要と考えられる。

上達へのコツ 4

　NSTEMIは多彩な発生機序に由来することが知られており，非閉塞性冠動脈疾患が約25％を占める。Link➡Knowledge　診断（病態・病歴）　p154-156　冠攣縮はそのなかでも重要であり，特に日本人（東アジア人）で多いとされている[10]。
　冠攣縮の関与が疑われる症例においてはアセチルコリン負荷などの冠攣縮誘発検査を行うことが望ましいが，硝酸薬に対する拡張反応によってもその予測はある程度可能であり，まずコントロール造影として硝酸薬を投与する前に冠動脈評価を行うべきである（硝酸薬投与前に"spastic"で，投与後に大きく拡張する場合には冠攣縮が関与している可能性が大きいと考えられる）[11]。

予後

- 冠攣縮によるNSTEMIの1例である。アセチルコリン負荷検査により，確定診断された。カルシウム拮抗薬および硝酸薬を導入し，禁煙を指導した。
- その後2年間のフォローにおいて安定しているが，冠攣縮性狭心症は心血管イベントと密接に関連するものであり，慎重な経過観察を要する。

文献

1）日本動脈硬化学会：動脈硬化性疾患予防ガイドライン2017年版. 2017.

2）Montalescot G, Bolognese L, Dudek D, et al : Pretreatment with prasugrel in non-ST-segment elevation acute coronary syndromes. N Engl J Med 369 : 999-1010, 2013.

3）Cuisset T, Deharo P, Quilici J, et al : Benefit of switching dual antiplatelet therapy after acute coronary syndrome: the TOPIC (timing of platelet inhibition after acute coronary syndrome) randomized study. Eur Heart J 38 : 3070-3078, 2017.

4）Ishihara M, Nakao K, Ozaki Y, et al : Long-term outcomes of non-ST-elevation myocardial infarction without creatine kinase elevation--The J-MINUET Study. Circ J 81 : 958-965, 2017.

5）Chertow GM, Normand SL, McNeil BJ : "Renalism" : inappropriately low rates of coronary angiography in elderly individuals with renal insufficiency. J Am Soc Nephrol 15 : 2462-2468, 2004.

6）Valgimigli M, Gagnor A, Calabró P, et al : Radial versus femoral access in patients with acute coronary syndromes undergoing invasive management : a randomised multicentre trial. Lancet 385 : 2465-2476, 2015.

7）Roffi M, Patrono C, Collet JP, et al : Management of Acute Coronary Syndromes in Patients Presenting without Persistent ST-Segment Elevation of the European Society of Cardiology. 2015 ESC Guidelines for the management of acute coronary syndromes in patients presenting without persistent ST-segment elevation: task force for the management of acute coronary syndromes in patients presenting without persistent ST-segment elevation of the European Society of Cardiology (ESC). Eur Heart J 37 : 267-315, 2016.

8）JCS Joint Working Group : Guidelines for diagnosis and treatment of patients with vasospastic angina (Coronary Spastic Angina)(JCS 2013). Circ J 78 : 2779-2801, 2014.

9）Takagi Y, Takahashi J, Yasuda S, et al : Prognostic stratification of patients with vasospastic angina : a comprehensive clinical risk score developed by the Japanese Coronary Spasm Association. J Am Coll Cardiol 62 : 1144-1153, 2013.

10）Beltrame JF, Sasayama S, Maseri A : Racial heterogeneity in coronary artery vasomotor reactivity : differences between Japanese and Caucasian patients. J Am Coll Cardiol 33 : 1442-1452, 1999.

11）Saito Y, Kitahara H, Shoji T, et al : Predictive value of coronary artery dilation response to nitrate for a positive intracoronary acetylcholine provocation test. Coron Artery Dis 27 : 551-555, 2016.

基礎知識

Slow flow/no-reflow

山本裕貞, 上妻 謙（帝京大学医学部内科系臨床医学循環器内科学）

Knowledge

- slow flow/no-reflowは，急性心筋梗塞に対する経皮的冠動脈インターベンション（PCI）施行時にある一定の頻度で生じる，冠動脈の血流が低下もしくは途絶する現象であり，これにより心筋障害が発生し，臨床転帰が悪化する傾向がある。
- slow flow/no-reflowの診断方法として冠動脈造影があるが，TIMI血流分類やmyocardial blush grade（MBG）などの評価分類で再灌流障害を評価することは難しい。再灌流障害の評価には，心臓MRIが有効である。
- slow flow/no-reflowの治療方法はいまだ確立されていないが，その発生を予防すること，また一度発生してしまった場合には薬物治療によって可及的速やかに冠血流を改善させることが重要である。

PCI : percutaneous coronary intervention
TIMI : thrombolysis in myocardial infarction

機序

- 急性心筋梗塞に対するPCI施行時に，冠動脈の血流が低下もしくは途絶することにより心筋障害が発生することが報告された[1]。この冠動脈の血流が低下もしくは途絶する現象のことを，slow flowもしくはno-reflowとよぶ。
- **slow flow/no-reflowがPCI中に起こることにより，左心室収縮能低下，心筋リモデリング，心室頻拍・細動などをきたしやすくなり，その結果，臨床転帰が悪くなることが報告されており[2]，再灌流障害ともよばれている。**
- slow flow/no-reflowの発生機序は，PCI施行中のバルーン拡張術やステント留置術により，心筋梗塞責任病変に形成された血栓やプラークの内容物が末梢に流れることにより毛細血管に塞栓し，心筋組織が障害されると考えられていた。しかし，**slow flow/no-reflowは必ずしも末梢塞栓により発症するものばかりではなく，血管内皮障害により発生することがその後の基礎研究で報告されている。**
- 本項では，血管内皮障害によるものと，末梢塞栓によるものとを分けて説明する。

■血管内皮細胞と心筋細胞の障害により起こるslow flow/no-reflow

- slow flow/no-reflowは，重篤な心筋虚血により引き起こされる。基礎研究のデータによると，心筋100g当たり40mL/分以下の心筋灌流となる場合，不可逆的な心筋障害を起こすといわれている。この重篤な心筋障害により血管内皮細胞の壊死を引き起こし，血管内皮細胞同士の結合を破壊させて内皮機能障害に陥ることとなる。
- 血管内皮細胞は，血管内皮増殖因子（VEGF）とよばれる糖蛋白が低酸素状態で産生され，VEGF受容体2と結合することによって血管内皮細胞の透過性を亢進し，血管

VEGF : vascular endothelial growth factor

174

内皮細胞同士の血管内皮カドヘリンを減少させて細胞同士の結合を分裂させる。これにより血管内皮細胞の浮腫が生じることとなり，この状況がslow flow/no-reflowを引き起こす重要な役割を担っているといわれている。

- 心筋細胞では虚血による壊死や浮腫が起こり，それによる微小血管への圧迫が生じてさらに心筋細胞への虚血が増悪することとなり，slow flow/no-reflowを増悪させるといわれている[3]。

■末梢塞栓により起こるslow flow/no-reflow

- 急性心筋梗塞の患者にPCIを行うことは，責任病変においてバルーンカテーテルの拡張やステントを留置する際に，微小の血栓や動脈硬化巣にある内容物を末梢に飛ばす可能性をはらんでいる。

- その結果，末梢の毛細血管レベルで目詰まりを起こして血管抵抗を増加させたり，微小血管レベルでの心筋壊死を引き起こすことによってPCIの再灌流療法の効果を低下させる。このため，PCI中にこの血栓を吸引するTVAC®に代表される血栓吸引カテーテルや，Filtrap®に代表される塞栓物質を捕捉するフィルターデバイスが開発された。

診断

- slow flow/no-reflowの診断方法として，冠動脈造影がある。**Link➡Practice Case 1 p180-182, Case 2 p184-187**

- TIMI Study Groupにより冠動脈の血流の程度を分類するTIMI血流分類が報告され[4]，slow flow/no-reflowは，PCI手技後に，心筋梗塞の責任血管においてTIMI血流分類が1以下のものをいう。TIMI血流分類は簡便でわかりやすいが，毛細血管レベルでの灌流や再灌流障害を反映できるものではない。

- 冠動脈造影での評価として，TIMI血流分類以外にはMBGがある[5]。冠静脈が映し出されてくるまで冠動脈撮影を行い，心筋梗塞領域において心筋に造影剤が染まる程度で分類する方法である。

[myocardial blush grade(MBG)]

　・Grade 0：造影剤による心筋への染まりを認めない。

　・Grade 1：最小限の心筋の染まりを認める。

　・Grade 2：中等度の心筋の染まりを認めるが，非心筋梗塞領域の心筋よりは染まりが少ない。

　・Grade 3：非心筋梗塞領域と同様に，心筋の染まりを認める。

- MBGもTIMI血流分類と同様に，再灌流障害を反映できるものではない。

- TIMI血流分類もしくはMBGで再灌流障害を評価することが難しい理由の1つとして，PCI終了時の冠動脈造影では再灌流障害が完成するまで時期尚早であることが挙げられる。このため，再灌流障害を評価するには心臓MRIが有効になる[6]。

Slow flow/no-reflow　　175

治療

- slow flow/no-reflowは1970年代より認知されている現象ではあるが，残念ながら劇的に状況を改善できる治療方法はいまだ確立されていない。
- 現状としては，slow flow/no-reflowを起こさないように予防する方法と，起こってしまった際にできる限り状況を改善させる薬物療法がある。

予防方法

■血栓吸引療法

- PCI中に責任病変で形成された血栓を遠位部に飛ばさないように，TVAC®を代表とする血栓吸引カテーテルが開発された。Link➡Practice Case 1 p180-182, Case 2 p184-187

STEMI：ST-segment elevation myocardial infarction

- VAMPIRE試験[7]の結果より，ST上昇型心筋梗塞(STEMI)に対して血栓吸引カテーテルを使用した場合，slow flow/no-reflowが発生する頻度は，有意差はないものの血栓吸引療法未施行のPCIと比較して低い傾向にあり，MBG Grade 3の割合は血栓吸引療法施行群で高いと報告された。
- 本試験[7]ではまた，総死亡には差を認めないものの，標的病変再血行再建術は血栓吸引療法施行群で低い傾向にあった。これらの結果により，STEMI患者においてprimary PCIにより血栓吸引療法を施行することは市民権を得た。
- 2014年にLagerqvistらにより[8]，STEMIの症例全例に対して血栓吸引療法を行っても，治療後1年間までの総死亡率，心筋梗塞による再入院率やステント血栓症は，血栓吸引療法を行わない群と比較しても統計学的に差を認めなかったと報告された。脳卒中が血栓吸引によって増加することも示され，STEMI患者にprimary PCIを施行する際に全例血栓吸引療法を行う意義は薄れた。

ESC：European Society of Cardiology
ACC：American College of Cardiology
AHA：American Heart Association

- ヨーロッパ心臓病学会(ESC)ガイドラインおよびアメリカ心臓病学会(ACC)/アメリカ心臓協会(AHA)のガイドラインにおいて，全症例に血栓吸引療法を行うことはClass Ⅲと分類されている。

Check Point 1

- 冠動脈用の血栓吸引カテーテルとしては，Thrombuster™ ⅡやTVAC®などが存在する。
- カテーテルメーカー各社は，吸引カテーテル内腔の最大化や吸引効率の向上に努力を払っている。このため6Fr対応の吸引カテーテルを使用する際は，ガイディングカテーテル内にPCI用のガイドワイヤーを2本留置しておくことが困難となる。
- 特に分岐部を有する病変の治療の際には，血栓吸引カテーテルの1つ上のサイズのガイディングカテーテルを使用する(6Fr対応の吸引カテーテルでは，ガイディングカテーテルは7Frを使用する)ことで，この問題は解決できる。

■末梢塞栓保護器具の使用

- 末梢塞栓保護器具の有効性に関しては，2005年にStoneらが発表したEMERALD試験によって，STEMI患者に末梢塞栓を保護する器具を用いてprimary PCIを施行しても，微小循環の改善や心筋梗塞の範囲の減少を達成しえなかった[9]。

- この結果より，STEMIに対するprimary PCI施行時に末梢塞栓保護器具を使用することは広く受け入れられなかった。

- 筆者は，実臨床で末梢塞栓保護器具を使ってよかったと思える症例にときどき遭遇する。おそらく，末梢塞栓保護器具が必要な症例が世の中には存在するのであろうが，問題はどの症例に必要なのか明確でないことである。

IVUS : intravascular ultrasound

- **Endoらの血管内エコー法（IVUS）を用いた研究では[10]，STEMI患者において，長軸方向に5mm以上のエコー減衰（ultrasound attenuation）を認めるプラークは，slow flow/no-reflowをきたしやすいと報告している。**

- VAMPIRE Ⅲ試験は[11]，エコー減衰を伴うプラークを有するSTEMI患者にターゲットを絞って末梢塞栓保護器具の有効性を調査した研究である。末梢保護器具を使用した群のほうが，corrected TIMI frame countが低いことがわかり，no-reflowの頻度も低い傾向にあった。

- 本試験[11]ではまた，入院中に心停止や心原性ショックをきたした割合は，末梢塞栓保護器具を用いた群のほうが低かった。このことから，**IVUSにて長軸方向に5mm以上にわたって存在するエコー減衰を伴うプラーク（attenuated plaque）を有するSTEMI患者に，末梢塞栓保護器具を用いてprimary PCIを行う必要性は高いということができ，今後日常臨床においてはslow flow/no-reflowを予防するために広く使われる指標となりうる。Link➡Practice　Case 2　p184-186**

薬物治療

ATP : adenosine triphosphate

■アデノシン

- ミトコンドリア内にあるアデノシン三リン酸（ATP）感受性カリウムチャネルの活性化は，細胞性アポトーシスを防ぐことにつながる。アデノシンはこのATP感受性カリウムチャネルを活性化することにより，この細胞性アポトーシスを防ぎ，心筋を保護することとなる。

- いくつかの小規模の無作為化試験において，アデノシンの有効性が示唆される結果となったが，AMISTAD-Ⅱ試験では，STEMI患者にアデノシンを使用した場合，退院後6カ月以内にうっ血性心不全の発症，それに伴う再入院や死亡は，プラセボと比較して差がないことが証明された。

- 2011年にDesmetらが発表した研究において，高用量のアデノシンを冠動脈に直接投与しても心臓MRIにて検査した結果，心筋保護作用の効果を認めなかった[12]。この結果より，アデノシンが現時点においてslow flow/no-reflowによる心筋障害の範囲や臨床転帰を改善させることは証明されていない。

■ニトロプルシド

- 血管拡張薬であるニトロプルシドは，血管平滑筋細胞にあるグアニル酸シクラーゼを活性化することで平滑筋の収縮を抑制し，血管拡張作用をきたす。

- この作用機序により，微小血管の攣縮の予防と血管内皮機能の調節をすることによって，微小血管機能不全を改善すると考えられている。

Slow flow/no-reflow　177

- 近年報告された論文のメタ解析において，ベラパミルを冠動脈内に直接投与することによって，PCI後2カ月以内での主要心血管イベントを減少させた。
- ニトロプルシドをPCI前に直接冠動脈内に投与することにより冠血流と心筋組織灌流を改善させる効果はプラセボと比較しても認めなかったが，2014年に発表された大規模な無作為化試験において，STEMI患者のslow flow/no-reflowの治療としてニトロプルシドを使用すると，その効果が認められる傾向にあると報告された[13]。

■ニコランジル

- ニコランジルは血管拡張作用を有しており，ATP依存性カリウムチャネル開口薬と硝酸薬—酸化窒素のハイブリッドである。血管内皮細胞にあるATP依存性カリウムチャネルが開口することにより，血管拡張作用を有し，前負荷・後負荷の軽減作用を合わせて，心筋血流の増加が期待できる。Link➡Practice Case 1 p180-183
- ニコランジルは，ミトコンドリアのATP依存性カリウムチャネルを活性化して心筋虚血耐性（プレコンディショニング）をもたらすといわれているが，詳細な作用機序に関してはいまだ解明されていない。
- 心筋梗塞患者にニコランジルを投与した研究を対象としたメタ解析の結果，コントロール群より冠動脈の灌流はよく，slow flow/no-reflowは少ない傾向にあることがわかった[14]。
- ニコランジルはアメリカ合衆国以外の世界中の国々で販売されている薬剤であり，広く臨床で使用されている。

Check Point 2

- ニトロプルシドの使用方法としては，ニトプロ®（6mg）1Aを生理食塩水500 mLに溶かし（＝12μg/mL），冠動脈に50〜100μg（約4〜8mL）注入する。
- ニコランジルは1V（＝12mg）を生理食塩水12mLで溶解し（＝1mg/mL），1回に2mg（＝2mL）程度冠動脈内に投与する。
- ニトロプルシドと異なり，ニコランジルはあまり血圧を下げることはないが，ニトロプルシドのほうがslow flow/no-reflowを改善させる効果が強い。

文献

1) Ito H, Tomooka T, Sakai N, et al : Lack of myocardial perfusion immediately after successful thrombolysis. A predictor of poor recovery of left ventricular function in anterior myocardial infarction. Circulation 85 : 1699-1705, 1992.

2) Ito H, Maruyama A, Iwakura K, et al : Clinical implications of the "no reflow" phenomenon : a predictor of complications and left ventricular remodeling anterior wall myocardial infarction. Circulation 93 : 223-228, 1996.

3) Tranum-Jensen J, Janse MJ, Fiolet WT, et al : Tissue osmolality, cell swelling, and reperfusion in acute regional myocardial ischemia in the isolated porcine heart. Circ Res 49 : 364-381, 1981.

4) TIMI Study Group : The thrombolysis in myocardial infarction (TIMI) trial. Phase I findings. N Engl J Med 312 : 932-936, 1985.

5) van't Hof AW, Liem A, Surapranata H, et al : Angiographic assessment of myocardial reperfusion in patients treated with primary angioplasty for acute myocardial infarction: myocardial blush grade. Zwolle Myocardial Infarction Study Group. Circulation 97 : 2302-2306, 1998.

6) Nijveldt R, Hofman MB, Hirsch A, et al : Assessment of microvascular obstruction and prediction of short-term remodeling after acute myocardial infarction : cardiac MR imaging study. Radiology 250 : 363-370, 2009.

7) Ikari Y, Sakurada M, Kozuma K, et al : Upfront thrombus aspiration in primary coronary intervention for patients with ST-segment elevation acute myocardial infarction : report of the VAMPIRE (VAcuuM asPIration thrombusREmoval) trial. JACC Cardiovasc Interv 1 : 424-431, 2008.

8) Lagerqvist B, Fröbert O, Olivecrona GK, et al: Outcomes 1 year after thrombus aspiration for myocardial infarction. N Engl J Med 371 : 1111-1120, 2014.

9) Stone GW, Webb J, Cox DA, et al : Distal microcirculatory protection during percutaneous coronary intervention in acute ST-segment elevation myocardial infarction : a randomized controlled trial. JAMA 293 : 1063-1072, 2005.

10) Endo M, Hibi K, Shimizu T, et al : Impact of ultrasound attenuation and plaque rupture as detected by intravascular ultrasound on the incidence of no-reflow phenomenon after percutaneous coronary intervention in ST-segment elevation myocardial infarction. JACC Cardiovasc Interv 3 : 540-549, 2010.

11) Hibi K : Distal filter protection versus conventional treatment during PCI in patients with attenuated plaque identified by IVUS. JACC Cardiovasc Interv 2018 (in press).

12) Desmet W, Bogaert J, Dubois C, et al: High-dose intracoronary adenosine for myocardial salvage in patients with acute ST-segment elevation myocardial infarction. Eur Heart J 32 : 867-877, 2011.

13) Nazir SA, Khan JN, Mahmoud IZ, et al: The REFLO-STEMI trial comparing intracoronary adenosine, sodium nitroprusside and standard therapy for the attenuation of infarct size and microvascular obstruction during primarypercutaneous coronary intervention : study protocol for a randomised controlled trial. Trials 15 : 371, 2014.

14) Iwakura J, Ito H, Okamura A, et al : Nicorandil treatment in patients with acute myocardial infarction : a meta-analysis. Circ J 73 : 925-931, 2009.

実践

Practice

Slow flow/no-reflow

山本裕貞，上妻　謙（帝京大学医学部内科系臨床医学循環器内科学）

Case 1

年齢：70歳代
性別：男性

主　訴：胸痛。

現病歴：20XX年冬，起床後に胸の違和感を感じていた。徐々に症状が重くなり，胸痛となって持続するため救急車を要請し，当院に搬送された。心電図にてⅡ，Ⅲ，aVFのST上昇を認め，ST上昇型心筋梗塞（STEMI）と判断して緊急冠動脈造影施行となった。

冠危険因子：高血圧，脂質異常症，喫煙。

STEMI：ST-segment elevation myocardial infarction

診断

検査

■緊急冠動脈造影

- 右橈骨動脈アプローチで開始。左右冠動脈を造影すると，今回の責任病変は右冠動脈#1であり，2枝疾患であることが判明した（図1）。**Link➡Knowledge　診断　p175**

治療

primary PCI

PCI：percutaneous coronary intervention

- 緊急冠動脈造影から引き続きprimary PCIを施行した。
- 完全房室ブロックではなかったが，徐脈傾向であったため，体外式ペースメーカをバックアップとして留置した。
- まずガイドワイヤーを通した後に血栓吸引カテーテル（TVAC®）で血栓を吸引したところ，#2に多量の血栓を認めた（図2）。
- 何回かTVAC®で血栓吸引を繰り返した後，薬剤溶出性ステントを留置したところ，slow flowが発生した。**Link➡Knowledge　機序　p174-175**

TIMI：thrombolysis in myocardial infarction

- TVAC®で吸引を行ってからニコランジル 2mgを冠動脈内に投与したところ，冠血流はTIMI-3に改善した（図3）。**Link➡Knowledge　治療　p176-178**
- 最終確認造影では末梢塞栓も認めず，TIMI-3で終えることができた（図4）。

図1 冠動脈造影所見
a：右冠動脈は#1の遠位部で完全閉塞している(→)。
b：左冠動脈は#7にも90%狭窄を認める(▶)。

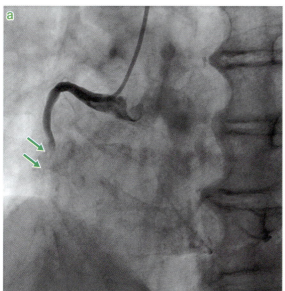
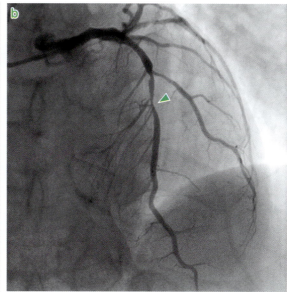

図2 TVAC®による血栓吸引後の冠動脈造影像
#2に多量の血栓を認める(→)。

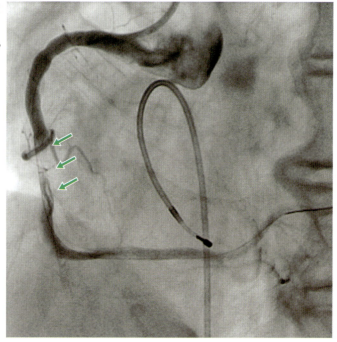

図3　薬剤溶出性ステント留置後に発生したslow flow
ニコランジル 2mgを冠動脈に注入することで冠血流量は改善した。

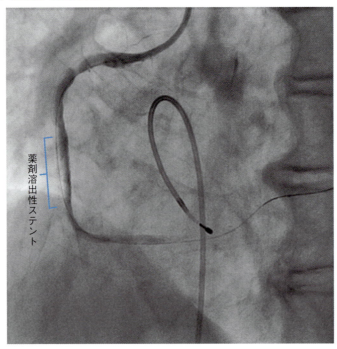

図4　最終確認造影
TIMI-3を達成した。

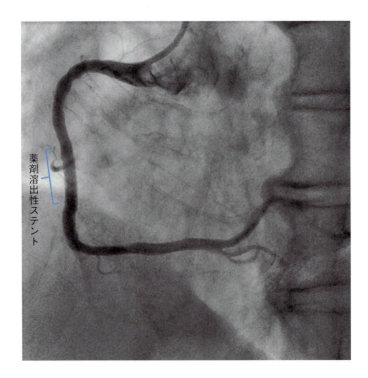

上達へのコツ 1

　slow flow/no-reflowが起きた場合は，適宜血圧を維持して冠血流量を維持する努力を試みる．時間的猶予がない状況であることが多いと思われるため，血圧を上昇させるノルアドレナリンの体内への投与と，冠動脈内にニトロプルシドやニコランジルなどの血管拡張薬の投与をほぼ同時に行っていく．

　さまざまな方法を行っても冠血流が改善できない場合は，大動脈内バルーンパンピングや，状況によっては経皮的心肺補助も躊躇なく行う．

Case 2

年齢：60歳代
性別：男性

主　訴：胸痛。
現病歴：20XX年冬，起床後に胸の違和感を感じていた。徐々に症状が重くなり，胸痛となって持続するため救急車を要請し，当院に搬送された。心電図にてⅡ，Ⅲ，aV_FのST上昇を認め，STEMIと判断して緊急冠動脈造影施行となった。
冠危険因子：糖尿病，脂質異常症，喫煙。

診断

検査

■緊急冠動脈造影
- 右橈骨動脈アプローチで開始。左右冠動脈を造影すると，今回の責任病変は#1であり，2枝疾患であることが判明した（**図5**）。Link➡Knowledge　診断　p175

治療

primary PCI

- 緊急冠動脈造影から引き続きprimary PCIを施行した。
- 完全房室ブロックではなかったが，徐脈傾向であったことと万が一のことを考えて，体外式ペースメーカを留置してPCIを施行することとした。
- TVAC®で血栓吸引を行ったところ，血管造影上は多量の血栓を認めなかったが，責任血管はびまん性病変であることが判明した（**図6**）。

IVUS：intravascular ultrasound

- 血管内エコー法（IVUS）により，長軸方向に約8～9mm弱のエコー減衰を伴うプラーク（attenuated plaque）を認めたため（**図7**），血栓捕捉カテーテル（Filtrap®）を用いて末梢塞栓を予防して薬剤溶出性ステントを留置することとした（**図8**）。Link➡Knowledge　治療　p176-177
- 薬剤溶出性ステントを留置した後で，no-reflowが発生した（**図9**）。
- すぐさまTVAC®で吸引を行い，冠動脈造影を行ったが，状況は変わらなかったため，filter no-reflowの可能性も考慮してFiltrap®を抜去したところ，冠血流量は改善した（**図10**）。
- 特に末梢塞栓も認めず，治療に成功した。

上達へのコツ 2

　2006年にPortoらが報告したfilter no-reflowという現象がある[1]。この現象は，フィルターワイヤーのデバイスを用いてPCIを施行した際に，微小な血栓やプラーク内の内容物がフィルターの膜にトラップされて目詰まりを起こすことで引き起こされ，実際にslow flow/no-reflowが生じているわけではない。このため，改善方法としては，フィルターを冠動脈内から可及的速やかに回収すればよいだけである。ただ回収する際に起こる，塞栓物のいわゆる「取りこぼし」を起こしにくくするために，一度血栓吸引カテーテルにて冠動脈入口部～フィルターの間を十分に吸引してから，フィルターを回収するほうがよい。

図5 冠動脈造影所見
a：右冠動脈は#1の近位部で完全閉塞している（→）。
b：左冠動脈の#7に75％狭窄（▶），#8に90％狭窄を認める（→）。

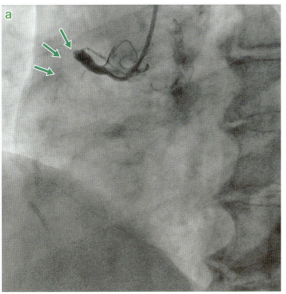
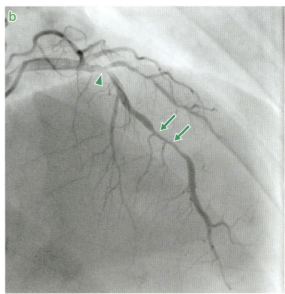

図6 TVAC®による血栓吸引後の冠動脈造影像

血管造影上，多量の血栓を認めないものの，びまん性病変であることがわかる（→）。

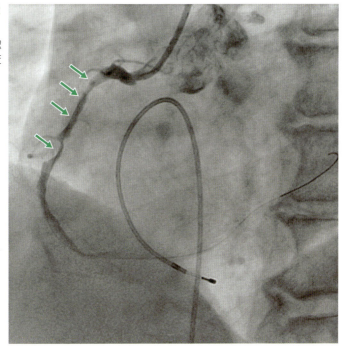

Slow flow/no-reflow 185

図7 IVUS画像
a：長軸像。長軸にて，約9mmにわたってエコー減衰を伴うlipid-richが存在している（※）。
b：短軸像。270度以上にエコー減衰を伴うlipid-richなプラークを認める（※）。

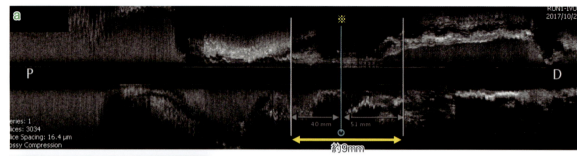

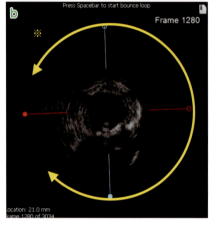

図8 血栓捕捉カテーテルと薬剤溶出性ステントの留置
#3にFiltrap® 3.5を留置し，薬剤溶出性ステントを留置することとした。

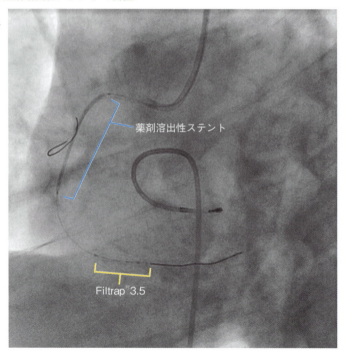

図9 薬剤溶出性ステント留置直後に発生したno-reflow

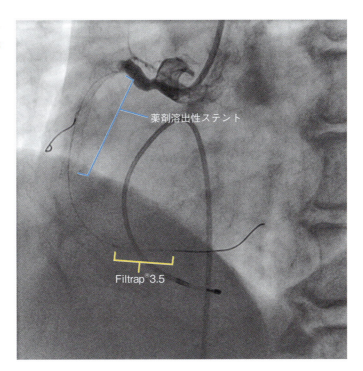

図10 血栓捕捉カテーテルの抜去
もう一度TVAC®で吸引を行い，Filtrap® 3.5を抜去すると冠血流は改善していたため，filter no-reflowであったことが判明した。

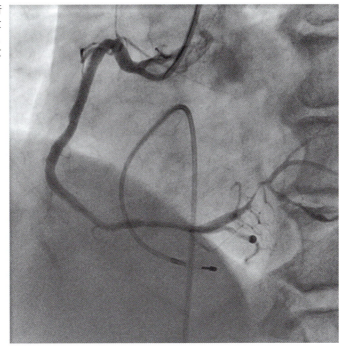

文献

1) Porto I, Choudhury RP, Pillay P, et al: Filter no reflow during percutaneous coronary interventions using the Filterwire distal protection device. Int J Cardiol 109: 53-58, 2006.

索 引

あ

亜急性ステント血栓症（SAT）・・・・・・・ 46
アスピリン・・・・・・・・・・ 30，36，42，143
アセチルコリン負荷試験・・・・・・・・・ 83
アデノシン・・・・・・・・・・・・・・・ 177
粗い汎収縮期雑音・・・・・・・・・・・ 149
アンジオテンシン変換酵素（ACE）阻害薬
・・・・・・・・・・・・・・・・・・ 30，91
異常ST上昇の診断・・・・・・・・・・・ 111
陰性T波・・・・・・・・・・・・・ 114，124
薄い線維性被膜（TCFA）・・・・・・・・・ 2
エコー減衰を伴うプラーク・・・・・・・ 177
壊死性コア・・・・・・・・・・・・・・ 2，24
エゼチミブ・・・・・・・・・・・・・・・ 30

か

カルシウム拮抗薬・・・・・・・・・ 75，172
完全血行再建・・・・・・・・・・・ 92，109
冠動脈造影・・・・・ 54，157，163，175
冠動脈バイパス術（CABG）
・・・・・・・・・・ 52，68，138，154
冠攣縮・・・・・・・・ 53，70，85，154
冠攣縮性狭心症・・・ 56，62，70，83，170
冠攣縮性狭心症の診断基準・・・・・・・・ 70
冠攣縮性狭心症の薬物治療・・・・・・・ 172
冠攣縮薬物誘発試験・・・・・・・・・・・ 71
機械的合併症・・・・・・・・・・ 139，146
喫煙・・・・・・・・・・ 5，46，49，72
急性下壁梗塞・・・・・・・・・・・・・ 117
急性後壁梗塞・・・・・・・・・・・・・ 122
急性心筋梗塞の2次予防・・・・・・・ 33，63
急性前壁梗塞・・・・・・・・・・・・・ 115
虚血評価・・・・・・・・・・・・・・・ 95
クロピドグレル・・・ 42，138，143，160

経橈骨動脈アプローチPCI・・・・・・・・・ 137

経皮的冠動脈インターベンション（PCI）
・・・ 25，30，36，52，65，92，143，164
血管脆弱性優位のSCAD・・・・・・・・・・ 57
血管内エコー法（IVUS）
・・・・・ 5，12，21，55，85，177，184
血管内皮障害・・・・・・・・・・・・・ 174
結合織異常・・・・・・・・・・・・・・・ 52
血栓・・・・ 2，12，21，25，31，36，85
血栓吸引カテーテル・・・・・・・・・・ 176
血栓吸引療法・・・・・・ 28，42，101，176
血流予備量比（FFR）
・・・・・・ 70，85，91，95，101，159
高感度トロポニンT（hs-TnT）・・・・・・・ 84
高血圧・・・・ 5，17，80，88，100，124，154
抗血小板薬2剤併用療法（DAPT）
・・・・・・・・・・・・・ 36，45，55
抗血小板療法・・・・・・・・・・・・・ 40
抗血栓薬・・・・・・・・・・・・・・・ 20
抗血栓療法・・・・・・・・・・・ 26，55
梗塞責任血管・・・・・・・・・・ 92，101
高度石灰化プラーク・・・・・・・・・・・ 23
高齢（者）・・・・・・・・・・・ 134，154

さ

再開通療法・・・・・・・・・・・・・・ 92
再灌流障害・・・・・・・・・・・・・・ 174
再灌流療法・・・・・ 110，131，134，142
左室駆出率・・・・・・・・・ 30，142，163
左室自由壁破裂・・・・・・・・・・・・ 140
脂質異常症
・・・ 5，14，28，46，84，100，142，154
脂質低下療法・・・・・・・・・・・・・ 145
脂質プール・・・・・・・・・・・・・ 2，21
脂質プラーク・・・・・・・・・・ 28，134

硝酸薬 ・・・・・・・・・・・・・ 75，85，172
女性 ・・・・・・・・・・・・・・・・・・・ 52，134
女性の急性心筋梗塞・・・・・・・・・・・・ 128
ジルチアゼム徐放薬・・・・・・・・・・・・・ 86
心エコー図検査 ・・・・ 139，142，157，163
心原性ショック ・・・・・・・・ 52，97，140
心室細動 ・・・・・・・・・・・・・ 70，77，80
心室中隔穿孔 ・・・・・・・・・・・・ 140，149
新鮮血小板血栓 ・・・・・・・・・・・・・・・ 51
心臓MRI ・・・・・・・・・・・・・・・・・・・ 174
心臓カテーテル検査・・・・・・・・・・ 42，83
心電図診断 ・・・・・・・・・・・・・・・・・・ 110
心内膜下虚血 ・・・・・・・・・・・・・・・・・ 112
スタチン ・・ 30，46，76，84，86，91，160
ステント血栓症 ・・・・・・・・・・・・ 13，36
ステント外への造影剤染み出し所見（PSS）
　・・・・・・・・・・・・・・・・・・・・・・・・・ 38
責任血管病変・・・・・・・・・・・・・・・・・ 93
石灰化プラーク ・・・・・・・・・・・・ 24，28
線維性プラーク ・・・・・・・・・・・・・・・ 24
造影剤腎症・・・・・・・・・・・・・・・・・・・ 99
早期ステント血栓症・・・・・・・・・・・・・・ 7
僧帽弁閉鎖不全 ・・・・・・・・・・・・・・ 140

た

多枝疾患STEMI患者へのPCI戦略 ・・・・ 93
チエノピリジン系薬剤・・・・・・・・ 37，109
遅発性ステント血栓症・・・・・・・・ 38，51
遅発性のステント不完全圧着・・・・・・・ 38
超急性期T波 ・・・・・・・・・・・・・・・・・ 31
聴診 ・・・・・・・・・・・・・・・・・・・・・・ 139
超遅発性ステント血栓症 ・・・・・・・・・ 42
橈骨動脈アプローチ ・・・・・・・・ 158，164
糖尿病 ・・・・・ 5，28，80，124，146，154
特発性冠動脈解離（SCAD）・・・・・・・ 52，66

突然死 ・・・・・・ 25，36，52，77，84
トリガー優位のSCAD ・・・・・・・・・・・ 57
トロポニンI ・・・・・・・・・・・・・・・・・ 42
トロポニンT ・・・・・・・・・・・・ 28，100
トロポニン陽性 ・・・・・・・・・・・ 154，163

な

ニコランジル ・・・・・・・ 75，91，178，180
ニトロプルシド ・・・・・・・・・・・ 177，183
ニフェジピン徐放薬・・・・・・・・・・・・・ 84

は

非ST上昇型急性冠症候群（NSTE-ACS）
　・・・・・・・・・・・・・・・・・・・ 110，124
非ST上昇型心筋梗塞（NSTEMI）
　・・・・・・・・・・・・・・・・・・・ 154，163
光干渉断層法（OCT）
　・・・・ 5，21，28，55，85，134，145，154
非責任血管病変 ・・・・・・・・・・・・・・・ 93
非責任病変治療のタイミング・・・・・・・ 159
ビソプロロール ・・・・・・・・・・・・・・・ 84
ヒトプロ蛋白質転換酵素サブチリシン／
　ケキシン9型（PCSK9）阻害薬 ・・ 145，165
ファスジル・・・・・・・・・・・・・・・・・・・ 76
不安定狭心症 ・・・・・・ 3，85，154，165
プラスグレル ・・・・ 30，138，160，164
ベアメタルステント（BMS）
　・・・・・・・・・・ 36，42，56，66，137

ま

末梢塞栓 ・・・・・・・・・・・・・・・・・・・ 174
末梢塞栓保護器具 ・・・・・・・・・・・・・ 177
慢性完全閉塞（CTO） ・・・・・・・・・・・・ 3

無症候性のplaque rupture・・・・・・・・・・ 3

や

薬剤溶出性ステント(DES)
・・・・・・・・・・・ 13，36，56，92，137
有症候性のplaque rupture・・・・・・・・・・・ 5

ら

レニン・アンジオテンシン系(RAS)阻害薬
・・・・・・・・・・・・・・・・・・・・・・・ 56，160

A

attenuated plaque・・・・・・・・・・・・・・・・ 177
aV$_R$誘導のST上昇・・・・・・・・・・・・・・・・ 113

C

Cabrera配列・・・・・・・・・・・・・・・・・・・ 110
calcified nodule・・・・・・・・ 6，20，34，134
CK上昇を伴わないNSTEMI・・・・・・・・ 165
complete revascularization・・・・・・・・・・ 93
connective tissue disorder・・・・・・・・・・・ 52
culprit vessel-only PCI戦略・・・・・・・・・ 97
culprit-only revascularization・・・・ 93，103

D

DAPT継続期間・・・・・・・・・・・・・・・・・ 36

F

filter no-reflow・・・・・・・・・・・・・・・・・ 184
fracture・・・・・・・・・・・・・・・・・・・・・・ 42

H

hyper acute T wave・・・・・・・・・・・ 31，136

I

INOCA・・・・・・・・・・・・・・・・・・・・・・ 70
intact fibrous cap(IFC)・・・・・・・・・ 21，31

L

late incomplete stent apposition・・・・・・ 38

M

Massachusetts General Hospital(MGH)の
診断アルゴリズム・・・・・・・・・・・・・・ 21
multivessel primary PCI戦略・・・・ 97，106

N

necrotic core・・・・・・・・・・・・・・・・・ 2，18
nodular calcification・・・・・・・・・・・・・・ 24
NSTEMIにおける多枝病変の評価・・・・ 159
NSTEMIのリスク層別化・・・・・・・・・・ 157

O

onset-to-device time・・・・・・・・・・・・・・ 134

P

plaque erosion・・・・・・・・・・ 5，20，28，134
plaque rupture・・・・・・・・ 2，13，20，134

S

slow flow/no-reflow ········· 174, 183

staged PCI(戦略) ············ 94, 97

ST上昇型心筋梗塞(STEMI)

···· 42, 92, 100, 111, 134, 142, 154,
165, 176, 180

ST上昇発作 ·················· 110

ST低下発作 ·················· 110

T

TIMI血流分類 ·················· 25

その他

β遮断薬

······· 30, 46, 55, 75, 91, 138, 160

Ⅲ音 ······················ 146

循環器診療ザ・ベーシック　急性冠症候群

2018年10月1日　第1版第1刷発行

■編集主幹　筒井裕之　　つつい　ひろゆき

■編　集　阿古潤哉　　あこ　じゅんや

■発行者　三澤　岳

■発行所　株式会社メジカルビュー社
　〒162-0845 東京都新宿区市谷本村町2-30
　電話　03(5228)2050(代表)
　ホームページ http://www.medicalview.co.jp/

　営業部　FAX 03(5228)2059
　　　　　E-mail　eigyo@medicalview.co.jp

　編集部　FAX 03(5228)2062
　　　　　E-mail　ed@medicalview.co.jp

■印刷所　シナノ印刷株式会社

ISBN978-4-7583-1441-1 C3347

ⓒ MEDICAL VIEW, 2018. Printed in Japan

・本書に掲載された著作物の複写・複製・転載・翻訳・データベースへの取り込みおよび送信(送信可能化権を含む)・上映・譲渡に関する許諾権は, (株)メジカルビュー社が保有しています.

・ JCOPY 〈出版者著作権管理機構 委託出版物〉
　本書の無断複製は著作権法上での例外を除き禁じられています. 複製される場合は, そのつど事前に, 出版者著作権管理機構(電話 03-3513-6969, FAX 03-3513-6979, e-mail：info@jcopy.or.jp)の許諾を得てください.

・本書をコピー, スキャン, デジタルデータ化するなどの複製を無許諾で行う行為は, 著作権法上での限られた例外(「私的使用のための複製」など)を除き禁じられています. 大学, 病院, 企業などにおいて, 研究活動, 診療を含み業務上使用する目的で上記の行為を行うことは私的使用には該当せず違法です. また私的使用のためであっても, 代行業者等の第三者に依頼して上記の行為を行うことは違法となります.